MANUEL

DE

MÉDECINE VÉTÉRINAIRE

HOMOEOPATHIQUE.

MANUEL D'HOMOEOPATHIE, ou Exposition de l'Action principale et caractéristique des Médicamens homoeopathiques, d'après les observations faites tant sur l'homme sain qu'au lit des malades; par Jahr. *Traduit de l'allemand*, et publié, avec divers articles extraits des docteurs S. Hahnemann, Hébing, Ægidi, Bonninghausen, sur l'examen des maladies, le choix des remèdes, la répétition des doses, etc., et la PHARMACOPÉE HOMOEOPATHIQUE, par L. Noirot et Ph. Mouzin. 2 vol. in-18, brochés, 9 fr.

Cet Ouvrage n'est pas moins utile aux Vétérinaires qu'aux Médecins : les uns et les autres y puiseront des renseignemens nécessaires pour exercer avec succès la Médecine homœopathique.

CONSEILS D'UN MÉDECIN HOMOEOPATHE AUX PERSONNES ÉTRANGÈRES A LA MÉDECINE, sur les moyens de se traiter elles-mêmes dans les indispositions ordinaires; sur les premiers secours à administrer dans les Maladies graves et subites; sur l'importance d'une Pharmacie homœopathique domestique, sa composition, et le moyen de se la procurer à peu de frais; par le docteur Bertholdi, de Vienne; *traduit de l'allemand* par Sarrazin. 1 vol. in-18, broché, 2 fr. 25 c.

LE MÉDECIN HOMOEOPATHE DES ENFANS, ou Conseils aux Pères et Mères, aux Maîtres et aux Maîtresses de Pension, sur la manière d'élever les Enfans et de les traiter dans leurs indispositions, etc.; par le docteur C.-G.-Ch. Hartlaub, médecin homœopathe; *traduit de l'allemand sur la quatrième édition* par Sarrazin. In-18, broché, 1 fr. 50 c.

MANUEL

DE

MÉDECINE VÉTÉRINAIRE

HOMŒOPATHIQUE,

A L'USAGE DU VÉTÉRINAIRE, DU PROPRIÉTAIRE DE TROUPEAUX
ET DU CULTIVATEUR,

INDIQUANT

Le Traitement des Maladies de tous les Animaux domestiques;
la composition d'une Pharmacie homœopathique vétérinaire, et le moyen de se la procurer à peu de frais;

PUBLIÉ, SOUS LES AUSPICES

DE M. LE BARON FERDINAND DE LOTZBEK,

CHAMBELLAN DE S. A. R. LE GRAND-DUC DE BADE,

PAR M. W***;

Traduit de l'allemand **PAR SARRAZIN.**

Similia similibus curantur.

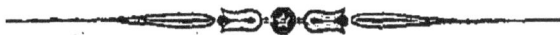

———◆———

PARIS,
BAILLIÈRE, LIB., RUE DE L'ÉCOLE-DE-MÉDECINE, 13 *bis.*
DIJON,
DOUILLIER, IMPRIMEUR-LIBRAIRE, ÉDITEUR.
1837.

Tout Exemplaire qui ne sera pas revêtu de ma signature sera réputé contrefait.

Druïllies

PRÉFACE.

———◦❦◦———

Le succès incontestable avec lequel on a
fait depuis quelque temps à la médecine
vétérinaire l'application des principes de
l'homœopathie, constitue pour la nouvelle
méthode un progrès fort important non-
seulement en raison de ses résultats, mais
encore parce qu'il répond de la manière la
plus péremptoire à ceux qui, n'osant nier
les guérisons obtenues par l'homœopathie,
prétendent seulement qu'elles ne sont dues
qu'à une influence morale exercée sur les
malades : ces antagonistes, en effet, ne pou-
vant aller jusqu'à dire qu'un cheval ou un
bœuf malade peut être traité avec succès
par des procédés purement psychologiques
ou sympathiques.

Le temps n'est pas encore venu d'avoir,
sur l'homœopathie vétérinaire, un traité
véritablement complet ; mais les expériences
déjà faites et recueillies dans ce volume sont
assez nombreuses pour procurer dans près

de trois cents cas, aux personnes même qui n'ont pas fait leur étude principale de l'art vétérinaire, l'avantage de guérir facilement et promptement les maladies les plus fréquentes des animaux domestiques.

Comme parmi les personnes appelées à mettre en pratique les indications de la médecine vétérinaire homœopathique, il peut s'en trouver beaucoup qui aient manqué d'occasion pour connaître l'homœopathie dans ses principes et dans ses procédés, on a cru convenable d'ajouter au recueil alphabétique des médicamens, des maladies et de leur traitement, des notions sommaires sur la nouvelle doctrine en général.

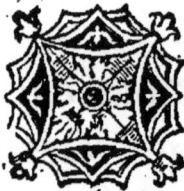

INTRODUCTION.

⊷⊶⊷⊶⊷⊶⊷⊶

NOTICE SUR L'HOMŒOPATHIE.

La découverte de l'Homœopathie remonte à plus de quarante années. Cette méthode de guérir ne doit point son origine à l'imagination d'un homme : elle est née de l'observation des faits, et son développement progressif et très-lent n'a eu pour guide que l'expérience.

Parler des commencemens de l'Homœopathie, c'est faire l'histoire de son vénérable fondateur. Né en 1755, à Meissen, petite ville de Saxe, Samuel Hahnemann, distingué dès son enfance par un esprit solide et judicieux, ainsi que par sa grande aptitude au travail, étudia la médecine à Leipsick, à Vienne, et prit le grade de docteur à l'université d'Erlangen. Découragé bientôt par l'imperfection de la science médicale, le vide de ses théories, et l'aveugle empirisme de sa pratique, sa conscience l'éloigna de l'exercice d'une profession qui devait être sa ressource unique, et il se livra principalement à des études de chimie et de minéralogie. Ces premiers travaux lui avaient déjà fait un nom, et l'on peut rappeler encore aujourd'hui ses recherches sur l'empoisonnement par l'arsenic, et les preuves judiciaires pour le constater, de même que le mode de préparation trouvé par lui du *mercure soluble*, qui a conservé son nom. Il publia aussi un grand nombre de traductions de l'anglais, du français et de l'italien, ainsi que beaucoup d'articles de médecine et de chimie, dans les journaux scientifiques de l'Allemagne.

En traduisant, en 1790, la *Matière médicale* de Cullen, Hahnemann fut si mécontent des hypothèses par lesquelles on tentait d'expliquer la puissance fébrifuge du *quinquina*, qu'il résolut, pour éclaircir cette question, de faire avec ce médicament des essais sur lui-même. Cette expérience devait donner naissance à la doctrine homœopathique.

Hahnemann observa que l'action propre du quinquina sur l'homme sain produisait une fièvre intermittente très-analogue à celle que ce remède guérit le mieux, et qu'en outre il déterminait une foule d'autres symptômes dont il n'avait jamais été question dans les matières médicales. Désireux de savoir si la propriété fébrifuge du quinquina ne tiendrait pas à cette faculté de produire une affection semblable, et si ce fait, une fois avéré, ne se répèterait pas pour d'autres médicamens, il commença sur lui, et sur quelques amis disposés à coopérer à ses travaux, une série d'expériences à l'occasion desquelles il eut à supporter à la fois les privations imposées par un régime sévere, et les souffrances souvent très-grandes causées par l'ingestion répétée de petites doses des médicamens les plus énergiques. Les découvertes précieuses qui résultèrent de travaux si opiniâtres, le dedommagèrent amplement.

Hahnemann s'assura bientôt que le fait si curieux que lui avait présenté le mode d'action du quinquina se reproduisait pour tous les médicamens désignés jusque-là sous le nom de *spécifiques.* Dans ses études sur chaque substance il eut l'occasion de reconnaître l'imperfection de la science médicale sous le rapport de la propriété des remèdes, dont on ne connaissait en réalité que les symptômes les plus saillans, et que l'on avait classés, suivant l'effet principal de chacun d'eux, en vomitifs, purgatifs, sudorifiques, diurétiques, etc., sans examiner même si ces effets tenaient à l'action directe du médicament ou à la réaction de l'organisme.

Tout en se livrant sans relâche à un travail qui devait produire la véritable matière médicale, Hahnemann fut ramené à la pratique de la médecine par le désir d'apppliquer et de vérifier la loi qu'il avait découverte. Renonçant auprès des malades à la recherche, toujours hypothétique, de la cause essentielle et cachée de chaque maladie, il ne s'attacha qu'à l'observation des faits appréciables, c'est-à-dire des symptômes, et employa, pour les combattre, les médicamens dont les effets éprouvés offraient avec eux le plus d'analogie. Le succès couronna ses tentatives : il obtint des guérisons sûres, complètes et faciles.

Comme toutes les découvertes importantes, l'Homœopathie a été l'objet de grandes discussions, où l'on a souvent pu regretter que l'ironie, l'amertume et les personnalités aient pris la place du savoir et de la raison; mais des dénégations plus ou moins intéressées ne pouvaient lutter contre la puissance des faits.

NOTIONS SUR LA MÉDECINE HOMŒOPATHIQUE (1).

La doctrine médicale homœopathique a pour base cet axiome proclamé par Hahnemann : « Les maladies peuvent » être guéries complètement et doucement par de très-petites » doses de substances ayant la propriété de produire sur » l'individu en santé des symptômes semblables aux leurs. » La puissance curative des médicamens homœopathiques est

---

(1) Voir le *Manuel d'Homœopathie* ou *Exposition de l'action principale et caractéristique des médicamens sur chaque organe*, avec la *Pharmacopée homœopathique*. 2 vol. in-18, chez les mêmes Libraires.

a*

donc fondée sur la propriété qu'ils ont de faire naître des symptômes semblables à ceux de la maladie, et surpassant en force ces derniers : d'où il suit que la maladie ne peut être anéantie et guérie d'une manière certaine, radicale, rapide et durable, qu'au moyen d'un médicament capable de provoquer l'ensemble des symptômes les plus semblables à la totalité de ceux qu'elle présente, et doué en même temps d'une énergie supérieure à celle qu'elle possède.

La nature même de la méthode homœopathique, qui entraîne une aggravation passagère des symptômes, devait imposer une grande réserve dans la quantité des doses à administrer. Le besoin d'une exactitude rigoureuse dans l'appréciation des quantités suggéra à Hahnemann l'idée de mélanger les substances médicinales avec une matière neutre qui, en augmentant le volume, en rend la division plus facile. Ainsi une goutte de suc de plante, mélangée intimément avec 99 gouttes d'alcohol, donne une préparation dont chaque goutte contient un 100ème de goutte du médicament. Une de ces gouttes, mélangée de nouveau avec 99 gouttes d'alcohol, porte la division au 10,000ème, et ainsi de suite.

Ce mode de préparation conduisit Hahnemann à une nouvelle découverte : ce fut que l'acte de broyer les substances sèches ou de secouer les substances liquides pour opérer le mélange des unes avec les autres, développe l'énergie de leurs propriétés médicamenteuses ; de telle sorte que la diminution de leur force active n'est pas, à beaucoup près, proportionnelle à la réduction de leur quantité. Guidé par l'expérience, Hahnemann, après avoir observé des effets nuisibles produits par des médicamens trop peu atténués, suivant la nature de la maladie ou le tempérament du malade, arriva, par des réductions successives, aux doses infinitésimales qu'il prescrit aujourd'hui.

CHOIX DU REMÈDE.

Nous avons dit que le médecin doit opposer au groupe des symptômes qui caractérisent la maladie, un ensemble des symptômes médicinaux aussi semblable qu'il peut l'obtenir de l'un des remèdes dont on connaît l'effet sur l'individu en santé.

Quand on cherche un médicament homœopathique, il faut surtout, et presque exclusivement, s'attacher aux symptômes frappans, singuliers, extraordinaires et caractéristiques : car c'est à ceux-là principalement que doivent répondre des symptômes semblables dans la série de ceux qui naissent du médicament qu'on cherche. Les symptômes généraux et vagues, comme la perte de l'appétit, le mal-aise, le sommeil agité, etc.., méritent peu d'attention, parce que presque toutes les maladies et presque tous les médicamens produisent quelque chose d'analogue. Le petit nombre des symptômes homœopathiques qu'on rencontre parmi ceux du médicament auquel l'absence d'un autre mieux approprié oblige de recourir, ne nuit jamais à la guérison, quand il se compose des symptômes extraordinaires qui distinguent et caractérisent la maladie.

Il peut arriver qu'en examinant une maladie pour la première fois, et choisissant pour la première fois aussi le remède, on trouve que la totalité des symptômes n'est pas suffisamment couverte par un seul médicament, et que deux remèdes rivalisent de convenance, l'un étant homœopathique pour telle partie des symptômes de la maladie, le second l'étant davantage pour telle autre. Cependant il faut bien se garder d'employer d'abord celui des deux remèdes qu'on jugerait le plus convenable, puis de donner aussitôt après le second, parce que, les circonstances ayant changé, celui-ci ne conviendrait plus au reste des symptômes encore subsistans. En pareil cas il faut examiner de nouveau l'état de la maladie, pour juger du remède qui homœopathiquement conviendrait alors le mieux à son nouvel état.

Lorsqu'un médicament ne correspond qu'en partie aux symptômes de la maladie à laquelle on l'applique, il fait naître des accidens appartenans à la série de ses propres symptômes. Mais ces accidens sont également des symptômes propres à la maladie elle-même, dont le malade ne s'était point aperçu jusqu'alors, et qui ne font que se développer à un plus haut degré. C'est ainsi que le choix des médicamens, presque inévitablement imparfait à cause du petit nombre de symptômes présens, rend cependant le service de compléter l'ensemble des symptômes de la maladie, et facilite de cette manière la recherche d'un second remède plus homœopathique.

RÉPÉTITION DES DOSES.

Les doses minimes d'un médicament parfaitement homœopathique peuvent être répétées avec un succès marqué, souvent incroyable, à des distances de quatorze, douze, dix, huit et sept jours. On peut même les rapprocher davantage dans les maladies chroniques qui diffèrent peu des affections aiguës, et qui demandent qu'on se hâte. Les intervalles peuvent diminuer encore dans les maladies aiguës, et se réduire à vingt-quatre, douze, huit et quatre heures. Enfin ils peuvent être d'une heure, et même de cinq minutes dans les affections extrêmement aiguës. Le tout est réglé d'après la rapidité plus ou moins grande du cours de la maladie, et l'action du médicament qu'on emploie.

Dans les maladies chroniques, huit jours après l'administration d'un médicament homœopathique choisi avec les précautions convenables, il se présente nécessairement de deux cas l'un :

Ou il y a changement dans l'état du malade,

Ou il n'y a pas changement.

Le changement d'état du malade comprend encore trois cas :

1.º Il y a amélioration.

2.º Il y a aggravation.

3.º Il y a changement dans le groupe des symptômes.

Dans le premier cas, le médicament agissant d'une manière salutaire, on doit attendre pour voir jusqu'où ira l'amélioration. Si cela devait durer quelques semaines, la lenteur de l'amélioration ne serait pas une raison pour donner une nouvelle dose : car, en agissant ainsi, on s'exposerait à détruire les premiers résultats. D'ailleurs il n'est pas rare de voir, après une seule dose de médicament bien approprié, la maladie se guérir complètement, surtout quand le mal n'est pas enraciné, et qu'il n'a point été fait abus de remèdes allopathiques à hautes doses. Si l'amélioration s'arrête, on répète le premier médicament (à moins qu'il ne se trouve plus homœopathique à l'état du moment); et l'on continue avec d'autres doses tant qu'il y a quelque résultat avantageux à obtenir de ce remède, ne passant à un autre que lorsqu'on a reconnu que le premier ne produit plus d'amélioration.

Dans le second cas l'état du malade s'aggrave, c'est-à-dire, les symptômes deviennent plus intenses sans changer

de forme : c'est ce que l'on appelle l'aggravation homœopathique. Il faut dans ce cas attendre tranquillement la réaction curative, à moins cependant que l'aggravation ne soit
trop forte ou de trop longue durée, cas auxquels on doit
donner l'antidote approprié, qui dans la plupart des cas consiste en une seconde dose du même médicament. Il y aura à
la suite amélioration; et lorsqu'elle cessera, on donnera,
suivant les symptômes, ou un nouveau ou le premier, mais
celui-ci à plus petite dose.

Dans le troisième cas, celui d'un changement dans le groupe
des symptômes, il y a preuve que le médicament n'a pas été
choisi convenablement, et alors il faut le remplacer aussitôt
que possible par un autre mieux approprié à l'état présent du
malade.

Si l'état du malade n'avait pas changé, quoique le médicament eût été choisi avec toutes les précautions convenables,
il faudrait réitérer les doses à des intervalles plus ou moins
rapprochés (tous les sept, quatre et même deux jours),
suivant la susceptibilité du malade, jusqu'à ce qu'il y ait ou
une aggravation homœopathique sensible, que suivra bientôt
un mieux marqué, ou qu'il se présente quelques symptômes
propres au médicament, qui n'avaient pas encore paru dans
le cours de la maladie, circonstance qui est ordinairement
suivie d'amélioration, et qui dans le cas contraire fournit
l'indication d'un nouveau remède.

PRÉPARATION DES MÉDICAMENS HOMOEOPATHIQUES.

L'homœopathe se sert des mêmes médicamens que l'allopathe, et les tire également des trois règnes de la nature.
Seulement il s'attache toujours à ce que les substances dont

il fait usage soient aussi fraîches que possible, n'aient subi aucune altération, et jouissent d'une action uniforme. On ne peut obtenir la réunion de ces trois qualités qu'en prenant les corps naturels sous leur forme primitive, et en évitant toute addition ou manipulation qui serait susceptible de les modifier. Pour les plantes indigènes on emploie le suc récemment exprimé. Quant à celles qu'on ne peut obtenir que sèches, on les fait infuser dans de l'alcohol, qui se charge ainsi de sa puissance médicamenteuse. A l'égard des substances qui n'admettent ni l'une ni l'autre de ces méthodes, on les atténue par la trituration.

La plus grande propreté, et l'attention d'éloigner toutes les influences étrangères, sont nécessaires avant tout dans la préparation des médicamens homœopathiques. On doit exécuter cette opération dans un local tempéré, et où l'atmosphère ne soit chargée ni de gaz, ni d'odeurs, ni d'émanations d'agens médicinaux. Par la même raison il ne faut jamais préparer les médicamens dans des vases qui aient déjà contenu quelque substance odorante ou susceptible d'adhérer avec force.

Les plantes qui croissent dans nos climats, et qu'on peut par conséquent se procurer à l'état frais, doivent être récoltées pendant la floraison. On les lave un peu dans l'eau pour les nettoyer. On emploie presque toujours la plante entière. Pour être bien certain d'en obtenir complètement les vertus, on la hache aussi menu que possible, on la met dans un mortier de pierre, on la réduit en pâte, et l'on en exprime le jus à l'aide d'une presse de bois, après l'avoir renfermée dans un morceau de toile. Ce suc est mêlé sur le champ, d'une manière exacte, avec une quantité égale d'alcohol, et l'on met le tout dans un flacon bien bouché. Au bout de 24 heures on décante le liquide clair, qui est seul employé pour l'usage médicinal, comme nous le verrons plus bas.

Les substances sèches se triturent, et l'on verse dessus la quantité d'alcohol nécessaire. Au bout de cinq à six jours on décante le liquide clair pour le conserver. Les substances animales se traitent de la même manière.

Quant aux métaux, on peut les dissoudre dans des acides, ou les employer à l'état métallique. Le second moyen ayant été reconnu préférable, c'est le seul que nous indiquerons. Lorsqu'on ne peut se procurer les métaux en feuilles extrêmement minces, comme celles de l'or et de l'argent, on les divise en frottant dans l'eau un morceau très-pur du métal dont il s'agit contre une bonne pierre à rasoir, jusqu'à ce qu'on ait obtenu une quantité suffisante de poudre métallique. On prend un grain de cette poudre, on la met avec 33 grains de sucre de lait pulvérisé dans un petit mortier de porcelaine, et l'on broie ce mélange pendant six minutes; on remue le mélange, et on continue le broiement pendant six autres minutes. Après avoir détaché la poudre adhérente au mortier, on ajoute le second tiers de sucre de lait, et on le broie pendant six minutes, comme le premier tiers; enfin on ajoute le dernier tiers, qui est traité de la même manière. On met le tout dans un flacon portant le n.º 1, indiquant que le remède est divisé en centièmes.

Pour porter alors la substance au dix-millième, on prend un grain de la poudre 1, on le met dans la capsule avec le tiers de cent grains de sucre de lait récemment pulvérisé; on mêle le tout avec la spatule, et l'on procède comme ci-dessus, en ayant soin que chaque tiers soit broyé deux fois avec force pendant six minutes chaque fois, et détaché dans l'intervalle pendant environ quatre minutes, avant qu'on ajoute le second et le troisième tiers de sucre de lait, après l'addition de chacun desquels on recommence de la même manière. Tout étant fini, on met la poudre dans un flacon qu'on bouche, avec la suscription 2, indiquant que la matière médicale s'y trouve portée au dix-millième degré d'atténuation.

En agissant de même avec un grain de cette poudre, on la porte à la millionième puissance.

Ainsi chaque atténuation exige six fois six minutes de broiement, et six fois quatre minutes de grattage pour détacher la masse, ce qui fait une heure pour chacune. Tous les médicamens qui ont été amenés en poudre jusqu'à la millionième puissance, se dissolvent dans l'eau et l'alcohol, et peuvent ainsi être réduits sous forme liquide.

Quand il s'agit de liquides, par exemple d'atténuer le suc d'une plante conservé dans l'alcohol, comme nous l'avons vu plus haut, on prépare, pour faciliter l'opération, un tube de verre sur lequel on marque par un trait le niveau de 100 gouttes d'alcohol, et par un second trait celui de 160 gouttes d'eau, afin de n'avoir plus à compter les gouttes. Lorsqu'on veut exécuter une dilution ou atténuation quelconque, on dispose, à la suite les uns des autres, autant de petits flacons qu'il en faut, après avoir écrit sur chacun d'eux le nom de la substance et le numéro d'ordre du flacon. On introduit dans chacun la quantité indiquée d'alcohol ; on met ensuite une goutte ou un grain du médicament dans le premier flacon ; et, après avoir mélangé, on verse une goutte du premier flacon dans le second, et ainsi de suite de chaque flacon dans celui qui vient immédiatement après lui.

Les sucs frais mêlés avec de l'alcohol sont désignés sous le nom de *teinture forte.* Les atténuations liquides prennent le nom de *dilution.*

CONSERVATION DES MÉDICAMENS HOMOEOPATHIQUES.

La conservation des médicamens homœopathiques demande de grands soins sous plus d'un rapport.

Pour éviter les émanations des diverses substances médicales réunies dans les pharmacies, il est indispensable de conserver les dilutions homœopathiques dans un local à part, et de les éloigner des teintures fortes, dont l'odeur changerait leur mode d'action. Par la même raison les dilutions qu'on vient d'administrer ne doivent jamais rester long-temps débouchées dans l'officine même, et il ne faut pas non plus laisser les poudres prescrites dans le voisinage de substances très-odorantes : car ce serait exposer les unes et les autres à prendre l'odeur, et avec elle les vertus d'autres médicamens.

Tous les médicamens, sans excepter les poudres, doivent être renfermés dans des flacons ; il faut que ces flacons soient fermés avec des bouchons de liége, auxquels on ne peut contester la prééminence sur ceux de verre usé à l'émeri : car ils s'ajustent plus exactement, et s'opposent mieux à l'évaporation.

Quand il s'agit de substances très-volatiles, il convient aussi de lier une vessie préparée par-dessus le bouchon.

Comme rien n'influe davantage sur la conservation des puissances et l'efficacité des médicamens homœopathiques liquides que la chaleur, les rayons du soleil et la clarté du jour, il faut avoir soin d'écarter le plus possible cette cause de détérioration. L'action de la lumière du soleil et de la clarté du jour non-seulement fait aigrir l'alcohol dans un laps de temps assez court, mais encore détruit la puissance des médicamens, tant végétaux que minéraux, qu'il tient en dissolution. C'est pourquoi il faut mettre les préparations dans un endroit frais et obscur. ·

DISPENSATION DES MÉDICAMENS HOMŒOPATHIQUES.

Les préparations homœopathiques s'administrent souvent sous forme de poudre ; mais, comme les doses doivent être le plus souvent infiniment petites, il a fallu un procédé particulier pour les mesurer avec précision. Ce procédé consiste à faire préparer par le confiseur des globules de sucre et d'amidon de la grosseur d'une graine de pavot. On les imbibe de la substance médicinale liquide, en appuyant dessus légèrement, et en tournant le bouchon du flacon mouillé de cette liqueur. On conserve ces globules dans de petits tubes bien bouchés; et lorsqu'il s'agit de les administrer au malade, on les mêle ordinairement avec du sucre de lait en petite quantité. Ces globules, ainsi préparés, conservent toute leur vertu pendant 18 à 20 années. Le mélange avec le sucre de lait doit toujours se faire rapidement, afin qu'ils ne restent pas long-temps exposés à l'air. Aussitôt qu'il est terminé, on met le tout dans du papier.

PHARMACIE DU VÉTÉRINAIRE
HOMŒOPATHE (1),
ou
NOMENCLATURE DES MÉDICAMENS INDIQUÉS DANS LE COURS DE L'OUVRAGE.

Nota. *Le nom de chaque Médicament est suivi de l'indication des Maladies auxquelles il s'applique.*

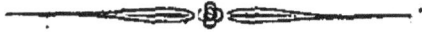

1. Absynthium. — Colique vermineuse. Epilepsie. Pous.
2. Aconitum. — Amas d'air entre cuir et chair. Brûlures. Chute de la matrice. Coliques.
3. Agaricus. — Alopécie. Démangeaison. Gonflement du fourreau. Larmoiement. Tubérosités. Ulcération des yeux.
4. Albin. — Constipation chez les chiens.
5. Alumina. — Epointure.
6. Ammonium carbonicum. — Cataracte. Courbe. Maladie anglaise des chiens. Affection des os.
7. Ammonium muriaticum. — Asthme. Catarrhe pulmonaire. Hydropisie de poitrine. Toux.
8. Ammonium tartaricum. — Cataracte.
9. Anacardium. — Vertigo tranquille.
10. Angustura. — Affection des os. Carie. Courbe.
11. Anthelmia. — Ophthalmie.
12. Anthrakin. — Anthrax. Gale. Maladie charbonneuse. Tumeur.
13. Antimonium crudum. — Affections du sabot. Anasarque. Bleimes. Colique. Diarrhée. Gonflement des glandes. Indigestion. Pépie. Pied plat. Surcharge d'estomac. Vers.
14. Apisin. — Piqûres d'abeilles.

---

(1) On peut se procurer la totalité ou seulement une partie de ces Médicamens à la Pharmacie homœopathique de MM. Pelletier, rue Sirène, n. 9, à Lyon.

15. ARANEA DIADEMA. — Hémorrhagie.

16. ARGENTUM. — Diabetès. Gonflement des glandes.

17. ARGILLA. — Chute de l'anus. Coliques. Colique vermineuse.
Fièvre nerveuse. Hydropisie de poitrine. Mal de cerf.

18. ARNICA. — Angine. Atteinte à la couronne. Avant - cœur.
Avortement. Bleimes. Blessures. Brûlures. Castration. Catarrhe. Chute de la matrice. Claudication. Coliques. Contusions. Courbature. Courbe. Déhanchure. Dysurie. Echy-
mose. Ecornement. Ecoulement spontané du lait. Enclouure.
Entorse. Eparvin. Epaulure. Estomac surchargé. Etourdissement. Exomphale. Exostose. Fièvre nerveuse. Forme.
Fourbure. Fourchet. Fracture des os. Frénésie. Fongus
au genou. Gonflement des glandes. Hémoptysie. Hernie.
Indigestion. Induration du pis. Inflammation de poitrine.
Inflammation des reins, des bourses et de la vessie. Introduction de corps étrangers dans le sabot. Inflammation érysipélateuse du pis. Lait mêlé de sang. Lésions
à la langue. Luxations. Métrite. Ophthalmie. Paralysie.
Pourriture des pieds. Queue de rat. Rudesse et crevasse-
ment de la peau. Tarissement du lait. Tumeurs produites
par la pression ou le frottement. Tumeur au paturon. Suppuration des plaies. Taupe. Tumeur. Vertigo tranquille.
Vessigon. Vomissement de sang.

19. ARSENICUM. — Abcès à la fourchette. Alopécie. Amas d'air
entre cuir et chair. Anasarque. Anthrax. Ascite. Bleimes.
Chancres aux parties génitales. Chute de l'anus. Clavelée. Coliques. Consomption. Démangeaison. Diarrhée.
Eaux aux jambes. Ecoulement de mucosités nasales. Entérite. Éponge. Eruption. Estomac surchargé. Excroissances. Farcin. Fièvre froide. Fièvre muqueuse. Fièvre
nerveuse. Fièvre putride. Fluxion acrimonieuse. Fourbure. Gale. Gastrite. Gonflement des glandes. Gourme.
Hydropisie de poitrine. Indigestion. Inflammation. Inflammation du foie. Jaunisse. Maladie charbonneuse.
Météorisation. Morve. Nymphomanie. Ophthalmie. Péripneumonie. Perte de l'appétit. Pourriture. Pous. Putréfac-

tion de la verge. Refroidissement. Rudesse de la peau. Splénite. Stomacace. Tumeur au paturon. Tumeur. Variole. Verrues. Vertigo tranquille. Vomissement de sang.

20. Asa. — Carie. Fluxion acrimonieuse. Gonflement des glandes. Farcin. Morve. Péripneumonie. Stomacace.

21. Asarum. — Coliques. Diarrhée. Indigestion.

22. Aurum. — Alopécie. Carie. Gangrène de l'os. Gastrocèle. Gonflement des glandes. Gonflement du nez. Ulcères au nez. Ophthalmie. Affection de l'os. Stomacace. Ulcération des yeux.

23. Aurum muriaticum. — Cachexie tuberculeuse.

---

24. Bardana. — Gale.

25. Baryta carbonica. — Abcès. Alopécie. Angine. Cachexie tuberculeuse. Faiblesse. Fongus au genou. Gonflement des glandes. Farcin. Maladie du nez. Morve. Nodosités lardacées.

26. Belladona. — Abcès. Albugo. Amas d'air entre cuir et chair. Anasarque. Angine. Boutons. Cataracte. Catarrhe. Chute de l'anus. Chute de la matrice. Claudication. Congestion du sang. Ebranlement des dents. Epilepsie. Etourdissement. Farcin. Fièvre nerveuse. Fièvre putride. Fistule. Frénésie. Gale. Gastrite. Gonflement du fourreau. Gonflement des glandes. Gonflement du pis. Gourme. Goutte. Inflammation. Inflammation des reins. Ecoulement spontané du lait. Maladie charbonneuse. Mal de cerf. Maladies du nez. Métrite. Météorisation. Morve des chevaux. Morve des chiens. Nymphomanie. Obscurcissement de la vue. Ophthalmie. Parturition. Rage. Tarissement du lait. Tabes dorsalis. Tic. Tournis. Toux. Vertigo des porcs. Vertigo furieux. Vertigo tranquille. Vessigon.

27. Borax. — Aphtes.

28. Boviluin. — Lues bovina.

29. Bovista. — Verrues.

30. Bupodopurin. — Pourriture des pieds.

31. **Bustomacacin.** — Stomacace des bêtes à cornes.

32. **Bryonia.** — Abcès. Alopécie. Anasarque. Angine. Asthme. Catarrhe. Catarrhe pulmonaire. Claudication. Coliques. Démangeaison. Diarrhée. Douve. Entérite. Epointure. Eponge. Fièvre froide. Fièvre nerveuse. Fongus au genou. Fourbure. Gastrite. Gonflement du fourreau. Gonflement des glandes. Gonflement du nez. Goutte. Hydropisie de poitrine. Indigestion. Inflammation. Inflammation du foie. Inflammation de poitrine. Ophthalmie. Palpitations de cœur. Paralysie. Parturition. Péripneumonie. Perte de l'appétit. Pousse. Refroidissement. Splénite. Surcharge de l'estomac. Tumeur. Vertigo tranquille.

33. **Calcarea acetica.** — Diarrhée.

34. **Calcarea carbonica.** — Anasarque. Claudication. Ecoulement spontané du lait. Fongus au genou. Gonflement de l'os. Noir museau. Obscurcissement de la vue. Paralysie. Pulmonie suppurante. Tumeur au paturon. Tubérosités. Verrues.

35. **Calcarea sulphurica.** — Angine. Fièvre putride. Gourme.

36. **Camphora.** — Anasarque. Avortement. Diarrhée. Gonflement du fourreau. Mauvais goût du lait.

37. **Cannabis.** — Albugo. Arrière-faix. Cataracte. Chute de la matrice. Consomption chez les oiseaux. Courbature. Frénésie. Inflammation. Larmoiement. Obscurcissement de la vue. Ophthalmie. Parturition. Péripneumonie. Ptérigion.

38. **Cantharides.** — Hématurie. Inflammation du nez. Nymphomanie. Putréfaction de la verge. Splénite. Tic.

39. **Capsicum.** — Angine. Gourme.

40. **Carbo animalis.** — Abcès. Affections des os. Alopécie.

41. **Carbo vegetabilis.** — Abcès. Cachexie tuberculeuse. Catarrhe pulmonaire. Diabetès. Douve. Ebranlement des dents. Eruption. Gale. Gourme. Inflammation des oreilles. Toux.

42. **Carvi.** — Tarissement du lait.

43. CAUSTICUM. — Albugo. Alopécie. Cataracte. Claudication. Larmoicment. Ptérigion. Tubérosités. Verrues. Ulcération des yeux.

44. CHAMOMILLA. — Abcès. Catarrhe. Clôture spasmodique des paupières. Coliques. Diarrhée. Entérite. Eponge. Excroissances. Fongus au genou. Gonflement des glandes. Gonflement du pis. Fourbure. Indigestion. Induration du pis. Jaunisse. Lait visqueux. Ophthalmie. Parturition. Perte de l'appétit. Rudesse de la peau. Tarissement du lait. Toux. Tubérosités. Vertigo tranquille.

45. CHINA. — Alopécie. Anasarque. Ascite. Blessures. Chute de la matrice. Colique vermineuse. Consomption. Diarrhée. Etourdissement. Exostose. Faiblesse. Fièvre nerveuse. Fièvre putride. Gourme. Gonflement des jambes. Hémorrhagie. Maladie anglaise des chiens. Mal de cerf. Météorisation. Mue. Pourriture des soies. Pous. Pulmonie suppurante. Stomacace. Tic. Tubérosités. Tumeur.

46. CHLOR. — Morve. Farcin.

47. CICUTA VIROSA. — Mal de cerf.

48. CINA. — Colique vermineuse. Diarrhée. Epilepsie. Fourbure. Vers.

49. CLEMATIS. — Gale. Ophthalmie.

50. COCCULUS. — Abcès. Blessures. Claudication. Epointure. Etourdissement. Gonflement des glandes. Morve des chiens. Nymphomanie. Pourriture des soies. Tabes dorsalis.

51. COFFEA. — Fourbure. Gastrite. Surcharge d'estomac.

52. COENURIN OVIUM.

53. COLCHICUM. — Anasarque. Coliques. Météorisation. Pourriture.

54. COLOCYNTHIS. — Diarrhée. Epointure.

55. CONDYLOMIN PENIS CANUM. — Condylomes au pénis, chez les chiens.

56. CONIUM. — Abcès. Affections du globe de l'œil. Affections des os. Anasarque. Blcimes. Blessures. Carie. Capelet. Coliques. Courbe. Ecoulement spontané du lait. Entorse du boulet. Epointure. Etourdissement. Fongus au genou.

Fourbure. Gonflement du fourreau. Induration du pis. Larmoiement. Obscurcissement de la vue. Ophthalmie. Pourriture des pieds. Ptérigion. Rudesse de la peau. Toux. Tumeur. Vessigon. Ulcération des yeux.

57. CRABRIN. — Piqûres de guêpes. Tubérosités.

58. CROCUS. — Hémoptysie. Hémorrhagie.

59. CUPRUM. — Asthme. Morve des chiens. Pousse. Toux. Tressaillement des membres. Vomissement.

---

60. DIGITALIS. — Ascite. Catarrhe. Colique vermineuse. Fièvre putride. Frénésie. Inflammation. Inflammation du foie. Ophthalmie. Péripneumonie. Pourriture. Vertigo tranquille.

61. DROSERA. — Angine. Inflammation. Toux.

62. DULCAMARA. — Affections des os. Alopécie. Anasarque. Angine. Catarrhe pulmonaire. Claudication. Courbature. Croûtes de lait. Diarrhée. Epointure. Fièvre inflammatoire. Gale. Gourme. Goutte. Indigestion. Ophthalmie. Paralysie. Péripneumonie. Refroidissement. Stomacace. Tumeur au paturon. Sueur rouge. Toux. Variole. Verrues. Vers.

---

63. EUPHORBIUM. — Gastrite.

64. EUPHRASIA. — Albugo. Cataracte. Farcin. Frénésie. Gourme. Larmoiement. Morve. Ophthalmie. Ptérigion. Ulcération des yeux.

---

65. FASCIOLIN. — Douve.

66. FERRUM METALLICUM. — Chute de la matrice. Epaulure. Excroissances dans la matrice. Parturition.

67. FILIX MAS. — Tænia.

68. FINNIN. — Ladrerie.

---

69. GRAPHITES. — Dartres. Douve. Eruption. Affections des os. Pied plat. Tumeur enkystée. Vers.

70. GRATIOLA. — Eruption.

---

71. HELLEBORUS ALBUS. — Asthme. Maladie des chats. Coliques. Croûtes de lait. Diarrhée. Epaulure. Fièvre nerveuse. Frénésie. Gale. Gastrite. Hématurie. Hydropisie de poitrine. Indigestion. Mal de cerf. Morve des chiens. Ophthalmie. Pousse. Vertigo furieux. Vertigo tranquille. Vomissement.

72. HIPPOESTRIN. — OEstre des chevaux.

73. HIPPOZOENIN. — Morve des chevaux. Morve des chiens.

74. HIPPOSUDORIN. — Sueur excessive chez les chevaux.

75. HUMANIN. — Habitude qu'ont quelques chiens de manger des excrémens humains.

76. HYDROPHOBIN. — Hydrophobie.

77. HYOSCIAMUS. — Catarrhe pulmonaire. Clôture spasmodique des paupières. Cystospasme. Dysurie. Fièvre nerveuse. Fièvre putride. Frénésie. Gastrite. Hydrophobie. Toux. Vertigo des porcs. Vertigo tranquille.

78. IGNATIA. — Colique vermineuse. Gourme. Inflammation. Ophthalmie.

79. INDIGO. — Tumeur au paturon.

80. IODIUM. — Abcès. Alopécie. Carie. Croûtes de lait. Forme.

81. IPECACUANHA. — Colique. Diarrhée. Epointure. Etourdissement. Fièvre putride. Fièvre froide. Fourbure. Gastrite. Gourme. Hématurie. Lait mêlé de sang. Maladie charbonneuse. Mal de cerf. Vertigo furieux.

82. JACEA. — Eruption. Gale. Rappe.

83. KALI CARBONICUM. — Abcès. Affections des os. Alopécie. Asthme. Cachexie tuberculeuse. Démangeaison. Hydropisie de poitrine. Ladrerie. Tubérosités.

84. KALI HYDRIODICUM. — Tic.

85. KALI NITRICUM. — Anasarque.

86. KALI SULPHURATUM. — Coliques. Diarrhée. Indigestion. Perte de l'appétit. Surcharge d'estomac.

87. KYNOLUIN. — Maladie des chiens.

88. Kynotænin. — Tænia chez les chiens.

89. Kynotorrhin.

_____

90. Lacerta. — Ampoules. Eruption. Vésicules au palais.

91. Lachesis. — Carie. Epointure. Eruption. Fistule à la couronne. Verrues.

92. Lacrymin. — Larmoiement.

93. Laurocerasus. — Splénite. Tic.

94. Ledum. — Boutons sur le nez. Eparvin. Epointure. Fongus au genou. Hémorrhagie. Ophthalmie. Tournis. Ulcération des yeux.

95. Lombricin. — Lombrics.

96. Lycopodium. — Affections des os. Albugo. Alopécie. Cachexie tuberculeuse. Catarrhe pulmonaire. Diabetès. Douve. Epointure. Eruption. Farcin. Forme. Gale. Inflammation du foie. Jaunisse. Morve. Pulmonie suppurante. Tubérosités aux paupières. Toux. Tubérosités. Vers. Ulcération des yeux.

_____

97. Magnesia carbonica. — Diarrhée. Tubérosités.

98. Magnesia muriatica. — Chute de l'anus. Coliques. Colique vermineuse. Diarrhée.

99. Manganum. — Affections des os. Tic. Tubérosités.

100. Marum verum. — Colique vermineuse. Polype du nez.

101. Melampodium. — Anasarque. Coliques. Douve. Eaux aux jambes. Fièvre nerveuse. Gale. Pourriture des pieds. Stomacace. Tumeur au paturon. Tumeur. Variole.

102. Melonoestrin. — OEstre des bêtes à laine.

103. Mercurius solubilis. — Carie. Chute de la matrice. Colique vermineuse. Douve. Eaux aux jambes. Ebranlement des dents. Eparvin. Forme. Fourbure. Frénésie. Gale. Inflammation du foie. Jaunisse. Rudesse de la peau. Stomacace. Tarissement du lait. Tic. Vertigo furieux.

104. Mercurius vivus. — Affections du sabot. Angine. Capelet. Chancres aux parties génitales. Chute de l'anus. Chute de la matrice. Dartres. Diarrhée. Ebranlement des dents. Entérite. Frénésie. Gonflement des glandes. Gourme.

Induration du pis. Inflammation du foie. Mal de cerf. Nymphomanie. Ophthalmie. Péripneumonie. Pied plat. Stomacace. Ulcère au nez. Taupe. Tumeur. Ulcération des yeux.

105. Mercurius sublimatus. — Stomacace.

106. Mezereum. — Carie. Diabètes. Gale. Nymphomanie. Ulcère au nez.

107. Millefolium. — Blessures. Carie. Hémorrhagie.

108. Muriaticum acidum. — Aphtes. Démangeaison. Fièvre nerveuse. Fièvre putride. Noir muscau. Tubérosités.

109. Napellus. — Abcès au nombril. Ampoules. Angine. Arrière-faix. Asthme. Avant-cœur. Blessures. Castration. Catarrhe. Claudication. Coliques. Colique vermineuse. Congestion du sang. Constipation. Courbature. Délianchure. Démangeaison. Diarrhée. Douve. Dysurie. Entérite. Epaulure. Epilepsie. Epointuré. Eruption urticaire. Etourdissement. Fièvre inflammatoire. Fièvre nerveuse. Fièvre putride. Fourbure. Frénésie. Gastrite. Gonflement du jabot. Gourme. Goutte. Hématurie. Hémoptysie. Hémorrhagie. Hernie. Indigestion. Induration du pis. Inflammation du foie. Inflammation de poitrine. Lait mêlé de sang. Maladie charbonneuse. Mal subtil des oiseaux. Métrite. Muc. Ophthalmie. Paralysie. Parturition. Pépie. Péripneumonie. Pourriture. Pourriture des pieds. Pourriture des soies. Rougeole des porcs. Saignement du nez. Splénite. Tabes dorsalis. Mal de taupe. Vertigo des porcs. Vertigo furieux.

110. Natrum. — Boulimie. Dysurie.

111. Natrum carbonicum. — Eruption. Gale.

112. Natrum muriaticum. — Alopécie. Colique. Douve. Fièvre putride. Ophthalmie. Affections des os. Tic. Tubérosités. Verrues.

113. Nitri acidum. — Alopécie. Carie. Epointure. Fièvre froide. Fièvre inflammatoire. Péripneumonie. Rhumatisme. Tarissement du lait. Tubérosités. Verrues.

114. Nitrum. — Fièvre putride. Péripneumonie. Pulmonie suppurante.

115. OIPODODURIN. — Fourchet. Pourriture des pieds.

116. OLEANDER. — Diarrhée. Epointure.

117. OLEUM OLIVARUM. — Eruption. Cale.

118. OPIUM. — Anasarque. Catarrhe. Coliques. Constipation. Courbature. Etourdissement. Fièvre inflammatoire. Fièvre nerveuse. Fièvre putride. Fourbure. Frénésie. Gourme. Hydropisie de poitrine. Lues bovina. Mal de cerf. Nymphomanie. Parturition. Perte de l'appétit. Pourriture. Tic. Vertigo furieux. Vertigo tranquille.

119. PETROLEUM. — Bleimes. Colique vermineuse. Diarrhée. Entorse du boulet. Epaulure. Epointure. Fourbure. Rappe. Tubérosités. Verrues.

120. PETROSELINI SEMINA. — Pous.

121. PHELLANDRIUM. — Gourme.

122. PHOSPHORI ACIDUM. — Angine. Carie. Coliques. Courbe. Diabetès. Diarrhée. Exostose. Maladie anglaise des chiens. Nymphomanie. Pourriture de la fourchette. Pourriture des pieds. Rudesse de la peau. Stomacace. Tubérosités.

123. PHOSPHORUS. — Affections des os. Alopécie. Diarrhée. Epointure. Excroissances. Fièvre putride. Hématurie. Lait mêlé de sang. Maladie charbonneuse. Mauvais goût du lait. Parturition. Saignement du nez. Rudesse de la peau. Verrues.

124. PIPER HISPANICUM. — Gale. Gonflement du fourreau. Râlement.

125. PLATINA. — Chute de la matrice. Nymphomanie. Parturition.

126. PLUMBUM. — Constipation.

127. PODOPYONIN. — Eaux aux jambes.

128. PULSATILLA. — Albugo. Anasarque. Arrière-faix. Bleimes. Boulimie. Castration. Cataracte. Catarrhe pulmonaire. Chute de la matrice. Coliques. Constipation. Croûtes de lait. Diarrhée. Dureté de l'ouïe. Eparvin. Epointure. Etourdissement. Fièvre inflammatoire. Fistule. Fistule à la jugulaire. Fourbure. Gonflement des glandes. Gourme. Goutte. Hydropisie de poitrine. Indigestion. Inflammation.

Lait bleu. Météorisation. Nymphomanie. Mise-bas. Ophthalmie. Parturition. Refroidissement. Splénite. Surcharge d'estomac. Tubérosités aux paupières. Tic. Tournis. Toux. Vertigo tranquille. Vessigon.

---

129. RANA BUFO. — Eruption. Gale.

130. RANUNCULUS SCELERATUS. — Amas d'air entre cuir et chair. Gastrite.

131. RHEUM. — Diarrhée. Perte de l'appétit.

132. RUTA. — Claudication. Entorse du boulet. Paralysie.

---

133. SABADILLA. — Angine. Fièvre froide.

134. SABINA. — Avortement. Chute de la matrice. Cystospasme. Métrite. Nymphomanie.

135. SAPO COMMUNIS. — Brûlures.

136. SASSAPARILLA. — Alopécie. Eruption. Gale. Ophthalmie. Rappe.

137. SCABIESIN. — Alopécie. Démangeaison. Eruption. Gale.

138. SCIRRHOMIN. — Induration des parties génitales.

139. SECALE CORNUTUM. — Anasarque. Carie. Eaux aux jambes. Parturition. Putréfaction de la verge.

140. SENEGA. — Inflammation. Péripneumonie.

141. SEPIA. — Alopécie. Anasarque. Boulimie. Carie. Chute de la matrice. Coliques. Encastelure. Eruption. Excroissances. Gale. Ophthalmie. Parturition. Pied comble. Pied plat. Rudesse de la peau. Tubérosités. Verrues. Ulcération des yeux.

142. SILICEA. — Alopécie. Boulimie. Cachexie tuberculeuse. Carie. Capelet. Eaux aux jambes. Eparvin. Epointure. Eponge. Exostose. Fongus au genou. Forme. Stomacace. Verrues.

143. SOKKOTHERLI. — Eruption. Verrues.

144. SOLANIN. — Chute de la matrice. Fièvre putride. Lues bovina.

145. SOLANUM NIGRUM. — Maladie de St.-Guy.

146. SPIGELIA. — Larmoiement. Splénite. Tic.

147. SPONGIA. — Amas d'air entre cuir et chair. Angine.

Asthme. Catarrhe. Gonflement des glandes. Gonflement goitreux. Gourme. Inflammation. Pousse.

148. SQUILLA. — Abcès à la fourchette. Asthme. Bleimes. Catarrhe pulmonaire. Diabetès. Ecornement. Encastelure. Frénésie. Inflammation. Inflammation de poitrine. Péripneumonie. Pied comble. Pied plat. Pourriture de la fourchette. Pourriture des pieds. Tumeur au pâturon. Toux.

149. STANNUM. — Epointure. Pulmonie suppurante. Tubérosités.

150. STAPHYSAGRIA. — Angine. Ebranlement des dents. Gale. Stomacace. Tubérosités aux paupières.

151. STRAMONIUM. — Apoplexie. Colique vermineuse. Etourdissement. Fièvre nerveuse. Gastrite. Tournis. Vertigo des porcs. Vertigo tranquille.

152. STRONTIANA. — Tubérosités.

153. SULPHUR. — Abcès. Albugo. Alopécie. Ampoules. Anthrax. Aphtes. Asthme. Avortement. Carie. Capelet. Castration. Cataracte. Catarrhe pulmonaire. Claudication. Coliques. Colique vermineuse. Croûtes de lait. Démangeaison. Diarrhée. Dureté de l'ouïe. Eaux aux jambes. Ecoulement spontané du lait. Encastelure. Epointure. Eponge. Eruption. Eruption urticaire. Farcin. Fièvre froide. Fièvre nerveuse. Fièvre putride. Fongus au genou. Gale. Gonflement du fourreau. Gonflement du nez. Inflammation. Inflammation des bourses. Maladie anglaise des chiens. Mal subtil. Morve. Noir museau. Nymphomanie. Obscurcissement de la vue. Ophthalmie. Pied comble. Pied plat. Polype du nez. Pourriture. Pourriture des soies. Pous. Pousse. Ptérigion. Putréfaction de la verge. Queue de rat. Rhumatisme. Rougeole des porcs. Stomacace. Taupe. Toux. Variole. Verrues. Vers. Vertigo tranquille.

154. SULPHURIS SPIRITUS. — Cachexie tuberculeuse. Farcin. Hydropisie de poitrine. Morve. Pourriture de la fourchette.

155. SULPHURICUM ACIDUM. — Aphtes. Carie. Hernie.

156. SULPHURIS HEPAR. — Abcès. Angine. Cachexie tuberculeuse. Gonflement des glandes. Inflammation du nez. Pé-

ripneumonie. Pulmonie suppurante. Ulcération des yeux.

157. Symphytum.—Affections des os. Blessures. Courbe. Epaulure. Tumeur.

---

158. Tabacum. — Diarrhée. Pous. Tic.

159. Tartarus depuratus. — Mauvais goût du lait.

160. Tartarus emeticus. — Angine.

161. Tinctura acris. — Eruption. Gale.

162. Theridion.— Anasarque.

163. Thuja. — Capelet. Chancres aux parties génitales. Eaux aux jambes. Encastelure. Eruption. Excroissances. Fièvre putride. Fourbure. Gale. Gonflement du fourreau. Nymphomanie. Pourriture de la fourchette. Pourriture des pieds. Putréfaction de la verge. Rappe. Variole. Verrues.

164. Toxicodendron. — Anasarque. Avortement. Blessures. Carie. Capelet. Catarrhe. Clavelée. Claudication. Courbature. Dartres. Déhanchure. Encastelure. Entérite. Entorse du boulet. Eparvin. Epaulure. Epointure. Eponge. Eruption. Eruption urticaire. Fièvre inflammatoire. Fièvre nerveuse. Fièvre putride. Fourbure. Gonflement du fourreau. Goutte. Inflammation. Inflammation de poitrine. Luxation. Maladie contagieuse des chiens. Morve des chiens. Ophthalmie. Paralysie. Péripneumonie. Pourriture des soies. Rudesse de la peau. Tabes dorsalis. Toux. Tumeur.

---

165. Urolithin.— Calculs de la vessie.

166. Uva ursi. — Calculs de la vessie. Hématurie.

---

167. Variolin.—Clavelée. Variole.

168. Veratrum album. — Vomissement.

169. Vinca. — Gale.

170. Vomica. — Angine. Bleimes. Boulimie. Catarrhe pulmonaire. Chute de la matrice. Coliques. Colique vermineuse. Congestion du sang. Consomption. Constipation. Courbature. Déhanchure. Entérite. Epointure. Etourdissement. Fièvre froide. Fièvre inflammatoire.

Fièvre muqueuse. Fièvre nerveuse. Fourbure. Gourme. Goutte. Hémorrhagie. Hydropisie de poitrine. Indigestion. Inflammation. Inflammation du foie. Ictère. Lait bleu. Mal de cerf. Météorisation. Morve des chiens. Nymphomanie. Ophthalmie. Parturition. Pourriture des pieds. Pousse. Rhumatisme. Splénite. Tic. Toux. Vertigo furieux. Vertigo tranquille.

171. VALERIANA. — Colique vermineuse.

172. ZINCUM. — Epointure. Gale. Rudesse de la peau. Tabes dorsalis. Tubérosités.

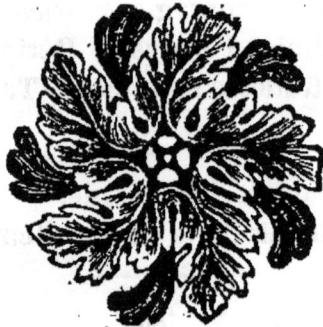

AVIS IMPORTANT.

Les doses, en Homœopathie, se désignent à l'aide de fractions.

Le numérateur (1) indique la quantité de la dose, c'est-à-dire le nombre de gouttes ou de globules (2) à administrer ; et le dénominateur, la dilution (3).

On reconnaît que le médicament doit s'administrer par gouttes ou par globules, suivant que le dénominateur est en chiffres arabes ou romains (4). Dans ce dernier cas, I indique la 1.re dilution, II la 6.e, III la 9.e, V la 15.e, X la 30.e, etc.

---

(1) Le *numérateur* d'une fraction est le chiffre qui se trouve sur le trait ; celui qui est au dessous s'appelle *dénominateur*.

(2) Les globules sont de très-petits bonbons blancs, qui sont imbibés de médicament.

(3) La première dilution se fait en étendant une goutte de médicament pur, que l'on nomme *Teinture*, dans 100 gouttes d'esprit-de-vin ; la seconde dilution se fait en étendant une goutte de ce premier mélange encore dans 100 gouttes d'esprit-de-vin, et ainsi de suite, toujours en mélangeant une goutte du dernier mélange avec 100 d'alcohol ou esprit-de-vin, et cela jusqu'à 30 fois pour certains médicamens. Ainsi, plus le n.o de la dilution est élevé, moins le médicament a d'activité : donc la 18.e dilution est plus forte que la 30.e

(4) Les chiffres arabes sont ceux-ci, 1, 2, 3, 4, 5, 6, 7, 8, 9, 0 ; les romains sont I, II, III, IV, V, VI, etc.

Ainsi $\frac{1}{15}$ signifie 1 globule de la 15.e dilution; $\frac{1}{15}$, une goutte de la 15.e dilution; $\frac{3}{12}$, trois gouttes de la 12.e dilution, etc.

0 *Arnica* ou *China* signifie Teinture d'*Arnica* ou de *China*.

———————

Tous les médicamens indiqués dans cet Ouvrage, soit en teinture, soit en dilution, soit en globules, se trouvent à la *Pharmacie homœopathique* de MM. PELLETIER père et fils, rue Sirène, n.º 2, à Lyon.

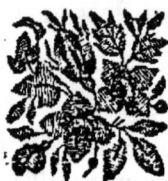

MANUEL

DE

MÉDECINE VÉTÉRINAIRE

HOMOEOPATHIQUE.

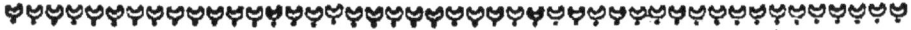

❧❧❧❧❧❧❧❧❧❧❧❧❧❧❧❧❧❧❧❧❧❧❧❧❧❧❧❧❧❧❧❧❧❧❧❧❧❧

A.

ABCÈS.

Baryta carbonica, *Bryonia*, *Chamomilla*, *Carbo vegetabilis* et *animalis*, *Conium*, *Iodium*, *Kali carbonicum* et *Sulphur* résolvent les tumeurs d'abcès.

Sulphuris Hepar, deux doses, hâte la maturité et l'ouverture de la tumeur. Il en est de même de *Belladona* et de *Cocculus*.

Voyez ULCÈRES, FOURCHETTE, NOMBRIL.

ABEILLES (PIQURES D').

Apisin, médicament isopathique.

ALBUGO, TAIE.

On nomme ainsi les taches blanches plus ou moins étendues, plus ou moins opaques, qui se forment sur la cornée ou vitre de l'œil.

Cette affection, passée à l'état chronique, est très-longue à guérir. On y parvient néanmoins en employant les remèdes suivans dans l'ordre où nous les plaçons : *Pulsatilla, Sulphur, Euphrasia, Causticum, Cannabis, Lycopodium.*

Cannabis et *Belladona* guérissent l'albugo lorsqu'elle n'est pas accompagnée de larmoiement.

ALOPÉCIE ou CHUTE DES POILS.

Lycopodium, Kali carbonicum et *Natrum muriaticum,* lorsque la chute des poils est la suite d'une éruption répercutée. Il faut ensuite donner quelques doses de *Sulphur.*

Scabiesin hominum sicc., lorsque l'éruption est latente, et ne se déclare point à l'extérieur.

Agaricus, lorsque les poils se détachent au dessus des yeux.

Arsenicum a réussi chez un vieux cheval attaqué précédemment d'un ulcère malin.

Aurum a été employé avec succès dans deux circonstances où plusieurs médicamens n'avaient produit aucun résultat. Ces deux cas présentaient un symptôme particulier : l'animal s'arrêtait tout à coup en marchant, ce qui rappelle le symptôme principal d'*Aurum*, les palpitations de cœur.

Baryta carbonica, lorsqu'il ne se déclare point d'éruption. On l'emploie aussi pour les vieux chevaux à l'égard desquels les autres remèdes sont impuissans.

Dulcamara, s'il y a quelque éruption.

Carbo animalis, médicament très-efficace contre la chute des poils, qu'il y ait ou non éruption.

Causticum, lorsque l'alopécie est accompagnée d'affection aux yeux.

Iodium a rétabli un cheval dont la peau était épilée en plusieurs endroits, et qui était très-maigre, quoiqu'il mangeât beaucoup.

Kali carbonicum, contre l'un des symptômes accessoires suivans : l'animal a le poil clair-semé, aime à se frotter, ou entre facilement en sueur.

Natrum muriaticum s'applique avec succès à beaucoup de cas, notamment à celui où les longs poils de la bouche se détachent.

Bryonia. Une jeune vache était tombée dans un creux plein d'eau, et y était restée plusieurs heures. A la suite de cet accident tout son corps s'était dépilé. La fièvre se déclarait le soir, l'appétit était diminué. Quatre doses *Bryonia* la rétablirent en peu de temps. On doit, en pareil cas, donner quelques doses *Sulphur* après la guérison.

Nitri Acidum, et ensuite *Sulphur,* en cas de courbature.

Phosphorus a réussi dans un cas où le dépilement avait eu lieu par petites places autour de l'oreille.

Sassaparilla, Sepia et *Silicea,* en cas d'éruption.

China favorise la crise que les chevaux

éprouvent lorsqu'ils perdent leurs poils au printemps.

La chute des poils, surtout de ceux de la crinière, est souvent le symptôme d'une affection latente des poumons. Il faut alors recourir aux médicamens indiqués contre la maladie principale.

AMAS D'AIR ENTRE CUIR ET CHAIR.

Cette maladie, très-dangereuse à raison de la rapidité de ses progrès, attaque les bêtes à cornes qui ont mangé des herbes vénéneuses ou avalé des insectes. Celles qu'on nourrit à l'étable n'en sont presque jamais atteintes.

SYMPTÔMES : chaleur brûlante sur tout le corps; si l'animal trouve de l'eau, il s'y jette et s'y roule pour se rafraîchir; l'air enfermé entre la peau et la chair forme à la tête ou sur tout autre point une tumeur molle qui rend un son creux quand on la frappe, et s'étend rapidement si l'on ne met obstacle à ses progrès. Les battemens du cœur sont durs et précipités; la bouche et la langue arides et brûlantes; le pouls dur, à peine sensible; les yeux fixes; les excrémens secs; et l'urine rare et limpide.

Aconitum calme l'agitation, et dissipe la chaleur brûlante du corps; mais il ne produit d'autre effet sur le cours de la maladie que celui d'en arrêter les progrès. Il ne faut rien attendre de ce mé-

Sulphur, contre les ampoules qui se forment; ez les dindons, sous la langue et au croupion. *Napellus* dissipe les tumeurs inflammatoires i surviennent aux oreilles des porcs à la ite d'une morsure ou d'une contusion.

ANASARQUE.

China, spécifique lorsque la partie supérieure ?s jambes de devant est gonflée. Ce médicaent est insuffisant pour détruire l'ensemble des 'mptômes, mais c'est un des meilleurs que l'on uisse employer comme intermédiaire, lorsque le onflement, de quelque nature qu'il soit, est acompagné de défaillance et d'affaiblissement. *Arnicum* succède avec avantage à une dose de *China*. En général ce médicament s'applique avec uccès aux cas où le gonflement commence à l'a-ant-main, et s'étend de là sur toutes les parties u corps.

Pulsatilla et *Arsenicum* dissipent le gonflement ydropique dont les chevaux sont atteints à la uite de la gourme, lorsqu'il y a flux de ventre. ii l'animal est constipé, qu'il batte des flancs, et que sa respiration soit profonde, il faut donner *Bryonia*.

Un cheval était incommodé d'un gonflement qui 'étendait de la partie inférieure du ventre aux uisses de derrière. Il mangeait peu, ses excrémens étaient rares et durs, son urine blanche et

dicament dès que les yeux devienn
hagards.

Belladona, répétée à de courts inter
plique avec succès à cette période d
où le gonflement prend de l'extension,
est fixe, et l'agitation portée à son dern
Belladona a souvent suffi pour amen
cas une guérison complète sans le seco
médicamens.

Arsenicum a été employé avec suc
cas suivant, qui avait résisté à plusie
camens. L'enflure à la tête était exces
se bornait à cette partie; l'animal frap
nuellement et fortement la terre avec l
dernier symptôme me détermina à admin
senicum, dont trois doses suffirent pou
rison.

Ranunculus scel. Ce médicament est d
secours contre l'amas d'air entre cuir e
a en général beaucoup d'efficacité contre
dens qui surviennent aux animaux qui o
des plantes vénéneuses.

Spongia tosta a complété la guérison
cas où *Belladona* avait confiné la tumeur
à l'une des omoplates antérieures.

AMPOULES, VÉSICULES.

Lacerta, contre les ampoules qui se for
palais des chevaux.

trouble; sa respiration était lente, et l'animal reprenait de temps en temps son haleine comme s'il eût été suffoqué. *Bryonia* ⁴⁄₄, deux fois par jour, le rétablirent en quatorze jours.

S'il y a constipation, toux sèche et fréquente, et que l'urine soit peu abondante et rouge, administrez ⁴⁄₃ *Colchicum.*

Antimonium crudum est souvent très-salutaire, surtout lorsque les excrémens sont tantôt durs, tantôt liquides.

Melampodium, comme médicament intermédiaire.

Sepia a réussi dans un cas où le gonflement était opiniâtre, général, et accompagné de respiration courte et de symptômes fébriles.

Toxicodendron a de l'efficacité contre le gonflement partiel ou général.

Conium, lorsque la tumeur a le même aspect que si elle était produite par un coup ou une contusion.

Dulcamara.— Gonflement subit à la suite d'un refroidissement. Gonflement avec symptômes d'affections aux glandes.

Kali nitricum a montré une grande activité dans une circonstance où l'animal, après avoir mangé à midi, était tout à coup entré en sueur, et où ce symptôme avait été suivi du gonflement de l'avant-main.

Bryonia, lorsque la tumeur est brûlante et tendue. Elle guérit l'anasarque soit générale, soit partielle. On l'emploie aussi lorsqu'il y a constipation, ou lorsque le gonflement se déclare à la suite d'un refroidissement.

Colchicum, principalement contre l'anasarque générale, avec constipation, difficulté d'uriner et toux sèche.

Belladona. — Gonflement spongieux et qui glousse au toucher, sur toute l'étendue du dos.

Arsenicum ou *Dulcamara*, lorsque c'est le cou qui est gonflé.

Secale, alterné à de brefs intervalles avec *Arsenicum*, contre le gonflement hydropique des parties inférieures des jambes. Une dose de *Sepia* après la guérison. On obtiendrait probablement en pareil cas de bons effets du *Theridion*, quoique le resserrement de cœur, symptôme caractéristique de ce médicament, ne se déclare que lorsque le gonflement a envahi le corps entier de l'animal.

Calcarea carbonica, médicament principal contre l'ascite des animaux.

China, spécifique contre le gonflement partiel qui se déclare comme symptôme accessoire d'une autre maladie.

Theridion. Une vache qui était restée attachée à un pieu pendant un jour très-chaud de l'été, était devenue tout à coup inquiète et furieuse, et menaçait de briser sa chaîne. Tout son corps était enflé. Hering lui administra une dose de *Théri-*

dion. Tous les symptômes disparurent dans l'espace de quelques heures. On peut aussi, en pareil cas, employer *Opium*, *Belladona* et *Camphora.*

ANGINE, ESQUINANCIE, CROUP, ETRANGUILLON.

Arnica, lorsque le gonflement provient d'un coup ou d'une contusion, et que l'inflammation interne n'a pas encore fait beaucoup de progrès. Dans ce dernier cas il faut faire précéder *Arnica* d'une, et même de plusieurs doses de *Napellus.*

Napellus, répété, dissipe ordinairement l'inflammation intérieure, qui se manifeste par la rougeur des membranes muqueuses, la chaleur de la bouche, et la soif ardente dont l'animal est tourmenté, quoiqu'il ne puisse déglutir quand le mal a fait des progrès. *Mercurius vivus,* lorsque *Napellus* est insuffisant; spécifique contre la salivation.

Belladona, lorsque l'animal ne peut avaler.

Capsicum, si l'inflammation est intense et accompagnée de toux.

Sabadilla, s'il survient un frisson fébrile.

Spongia, principalement contre le gonflement.

Sulphuris Hepar, contre l'étranguillon des poulains.

Capsicum, lorsque les membranes du nez sont

1*

très-enflammées sans que le pouls dénote de l'in-flammation.

Belladona, spécifique lorsque l'animal rend par le nez l'eau qu'il a bue, et que ses yeux sont fixes et hagards. Il faut, dans certains cas, l'alter-ner avec *Vomica*.

Vomica, lorsque les excrémens sont durs et rares ; l'animal branle de temps en temps la tête.

Spongia, lorsque la respiration est haletante, sibilante, et que le gonflement de la gorge est très-douloureux. On emploie aussi contre ce dernier symptôme *Sulphuris Hepar* et *Bryonia*.

Staphysagria a réussi dans un cas d'angine très-opiniâtre, où l'urine était limpide comme de l'eau, et où l'émission avait lieu sans apparence de douleur.

Phosphori acidum, très-spécifique lorsque l'é-mission de l'urine est douloureuse.

Baryta carbonica, lorsqu'aux symptômes in-flammatoires succède une tumeur lardacée à la gorge.

Mercurius vivus, *Drosera* et *Dulcamara*, chez les bêtes à laine. L'angine, chez elles, accompagne souvent la cachexie ou la douve, et provient, comme chez tous les autres animaux, d'un refroi-dissement ou d'une lésion extérieure. Dans ce dernier cas *Arnica* s'applique toujours avec suc-cès.

Spongia et *Belladona*, contre le gonflement des amygdales chez les chèvres.

Une jeune chèvre et un chevreau, âgés l'un et l'autre de quatre jours, avaient les amygdales gonflées. Le 10 mai 1828 Lux donna à la chèvre $\frac{1}{6}$ *Spongia*; le 16, le gonflement était diminué; nouvelle dose $\frac{1}{6}$ *Spongia*; le 22, guérison complète. Il soumit le chevreau au même traitement; mais il fut obligé de lui administrer une troisième dose $\frac{1}{6}$ *Spongia* le 22 mai; le rétablissement de l'animal n'eut lieu qu'à la fin du mois.

Le même homœopathe guérit avec $\frac{5}{18}$ *Belladona* une chèvre de deux jours atteinte de la même affection.

Drosera, Spongia, Calcarea sulphurata, Belladona, Napellus, Tartarus emeticus, contre l'angine des porcs.

Drosera $\frac{3}{10}$, lorsque le grognement de l'animal est rauque, et qu'il semble éprouver de la douleur aux organes de la voix, sans que l'on remarque de gonflement à la gorge.

Spongia $\frac{3}{6}$, lorsque la respiration est bruyante, avec battemens des flancs, sans gonflement de la gorge.

Calcarea sulphurata, un globule de demi-heure en demi-heure, lorsqu'il y a gonflement sous le larynx et sous le ventre.

Un cochon de six mois chancelait, mangeait peu, et ne pouvait avaler. Il avait la gorge gonflée extérieurement et les oreilles brûlantes. Lux lui donna, le 9 août 1829, $\frac{20}{1}$ *Belladona* dans de l'eau. Le 10 et le 11 l'animal put avaler des alimens liquides et légers. Le 11, amélioration très-sensible; l'animal reste debout, et marche, mange et boit, mais il ne fait pas encore toutes ses fonctions comme dans l'état de santé; la gorge est encore un peu gonflée des deux côtés du larynx; les oreilles sont froides le matin et brûlantes l'après-midi. Le 15 la gorge est encore légèrement tuméfiée, et l'animal ne peut encore mâcher. $\frac{1}{1}$ *Piper hispanicum* compléta la guérison.

ANTHRAX ou CHARBON A LA LANGUE.

Les ânes, les mulets, les chevaux et les bœufs sont parfois attaqués d'une maladie épizootique très-contagieuse que l'on nomme *Glossanthrax* ou *charbon à la langue*. Cette maladie se manifeste par une petite vessie qui occupe tantôt le dessus, tantôt le dessous, et quelquefois les côtés de la langue; elle est d'abord blanche, ensuite rouge, et en très-peu de temps elle devient livide et noire; elle augmente considérablement en grosseur, et dégénère en ulcère chancreux qui ronge toute l'épaisseur de la langue, ce qui décide ordinairement la mort de l'animal. Le mal est si prompt, qu'en moins de vingt-quatre heures on voit quelquefois le commencement, le progrès et la fin de la maladie. Aucun signe extérieur ne l'annonce ; il n'y a que l'infection de la langue qui la fasse connaître : car l'animal mange, boit, fait toutes ses fonctions comme à l'ordinaire, jusqu'à ce que sa langue soit tombée par lambeaux.

Anthrakin, précédé d'*Arsenicum,* est le remède isopathique contre cette affection. Lorsqu'on n'a pas à sa disposition le premier de ces médicamens, il faut enlever la petite vessie avec un bistouri ou des ciseaux, étuver la plaie, cinq ou six fois par Jour, avec de l'eau arniquée, et administrer intérieurement une ou deux doses *Sulphur.*

ANUS (Chute de l').

Cet accident, auquel sont surtout sujets les chiens et les jeunes cochons, est presque toujours la suite d'une constipation ou d'une diarrhée. Il est néanmoins quelquefois spontané.

On commence par laver l'anus avec de l'eau fraîche, on le frotte d'huile, et on le fait rentrer. Quand il se manifeste de l'inflammation, on administre intérieurement *Belladona* et *Mercurius vivus.*

Argilla, principalement lorsqu'il y a diarrhée.

Arsenicum, lorsque l'anus a une teinte noire, et qu'il sort après de violentes épreintes. Ce médicament a sauvé deux chevaux d'un propriétaire de Thuringe, qui avait employé sans succès toutes sortes de moyens.

Belladona et *Mercurius solubilis,* remèdes souverains lorsque l'accident est spontané.

Magnesia muriatica. Ce médicament ne contribue nullement à rétablir l'anus une fois qu'il est sorti, mais il prévient les épreintes qui occasionent souvent cet accident.

APHTES.

Muriaticum Acidum, Sulphuris Acidum, Borax. Les aphtes sont de petits ulcères blanchâtres qui se forment dans l'intérieur de la bouche, sur la langue, les gencives, la face interne des lèvres, et s'étendent quelquefois jusqu'à l'œsophage et à la trachée-artère.

Les aphtes des veaux et des agneaux sont ordinairement engendrés par la mauvaise qualité du lait de leurs mères. Il faut donner à ces dernières une nourriture plus substantielle, et leur administrer *Sulphur.*

APOPLEXIE, COUP DE SANG.

Stramonium. Cette maladie est causée par l'engorgement des vaisseaux sanguins du cerveau, et amène une mort très-prompte par la compression qui est alors exercée sur cet organe. Les animaux qui en sont attaqués, tombent comme frappés par la foudre, et la vie est bientôt anéantie.

Cependant toutes les apoplexies ne sont pas

aussi foudroyantes : quelques-unes ont des signes précurseurs qui réclament l'emploi des moyens qui peuvent sauver l'animal. Ces symptômes précurseurs sont la tête basse de l'animal, son défaut d'appétit, son abattement, la lenteur de ses mouvemens, la couleur rouge de la conjonctive, l'injection des vaisseaux de la face.

Les causes qui peuvent donner lieu à l'apoplexie sont : le travail pendant une forte chaleur et l'exposition au soleil. Une nourriture trop abondante, un état d'embonpoint qui ralentit le cours de la circulation, disposent à l'apoplexie.

APPÉTIT (Perte de l'). RÉPUGNANCE POUR LA NOURRITURE.

Antimonium crudum, lorsque l'animal manifeste une répugnance insurmontable pour la nourriture, comme par suite d'une réplétion d'estomac.

Arsenicum, lorsque la perte de l'appétit est accompagnée d'une diarrhée aqueuse, avec ou sans maux de ventre.

Bryonia, lorsqu'à la suite d'une privation de nourriture (ou d'un refroidissement) les membres sont paralysés, ou les articulations gonflées; ou lorsqu'il y a constipation ou diarrhée accompagnée de perte d'appétit.

Chamomilla.—Perte d'appétit avec diarrhée et maux de ventre.

Kali sulphuratum.—Répugnance pour le fourrage, avec diarrhée et abattement.

Opium. Un cheval de louage, à la suite d'une course longue et échauffante, était triste, et refusait toute nourriture; son pouls était faible et lent. Lux lui rendit l'appétit en douze heures, en lui donnant $\frac{20}{0}$ *Opium.*

Pulsatilla, lorsqu'à la perte de l'appétit se joignent la diarrhée et le froid aux extrémités.

Vomica. Il arrive souvent qu'un animal perd l'appétit et devient constipé, sans qu'il se présente d'ailleurs aucun symptôme de maladie. *Nux vomica* convient surtout lorsque cette affection est chronique; mais elle demande à être administrée à plusieurs reprises.

Un bœuf et une vache à l'engrais avaient cessé de boire et de manger. Lux leur administra à chacun $\frac{20}{0}$ *Vomica* dans 4 onces d'eau, et ils reprirent leur appétit.

Une vache de dix ans avait également perdu l'appétit. Elle ne donnait du reste aucun signe de mal-aise : elle était gaie, ne toussait point, et ne paraissait éprouver aucun tiraillement dans les flancs; ses yeux étaient brillans, et sa respiration normale; seulement elle avait le ventre affaissé. Elle mangeait très-peu depuis 14 jours, et restait même des jours entiers sans prendre aucune nourriture, lorsque Lux lui administra $\frac{5}{0}$ *Vomica* le 9 août 1834. Le lendemain elle but, mais ne mangea pas davantage. Le 12, répétition de la même dose : la vache mangea alors avec appétit. Le 17 la diarrhée survint, et elle cessa de manger ; $\frac{10}{0}$ *Rheum* firent cesser la diarrhée. Le 30 elle était encore maigre, avait peu de lait, et préférait le fourrage sec et les boissons farineuses au fourrage vert. $\frac{20}{0}$ *Carvi* ramenèrent le lait, et la guérison fut complète.

$\frac{5}{0}$ *Vomica* dans un verre d'eau guérirent également un vieux cheval de louage qui depuis long-temps ne mangeait plus d'avoine, et avait le pouls très-lent.

$\frac{2}{0}$ rendirent aussi l'appétit à une chèvre de huit ans qui n'avait presque rien mangé depuis plusieurs jours.

Lux rapporte enfin avoir guéri, en quelques heures, un chevreuil de six mois qui grinçait des dents, et n'avait rien mangé depuis la veille, en lui donnant $\frac{1}{0}$ *Vomica* avec 100 gouttes d'esprit-de-vin dans une cuillerée d'eau.

ARRIÈRE-FAIX.

Napellus et *Cannabis* facilitent la sortie de l'arrière-faix.

Une vache avait avorté à six mois, et ne s'était pas encore débarrassée de l'arrière-faix ; elle buvait beaucoup, et ne mangeait rien. Le 19 février 1831 Lux lui donna $\frac{10}{12}$ *Napellus;* le 21 elle reprit de l'appétit. Une dose de $\frac{10}{1}$ *Cannabis* la délivra entièrement.

Si ces médicamens n'agissent pas assez promptement, donnez $\frac{4}{4}$ *Pulsatilla*.

Voyez PARTURITION.

ASCARIDES.

Voyez VERS.

ASCITE ou HYDROPISIE DU VENTRE.

China, Arsenicum, Digitalis.

L'ascite, chez les bêtes à laine, est ordinairement accompagnée d'affections vermineuses, de chlorose et d'affaiblissement. Elle est épizootique, et envahit des troupeaux entiers. Aussitôt que l'on s'aperçoit des premiers symptômes, notamment de la pâleur et du ramollissement aqueux de la conjonctive, et que l'on croit sentir une accumulation d'eau au dessous du larynx des bêtes malades, il faut abattre un de ces animaux pour s'assurer de la nature du mal.

Soixante bêtes à laine, dit un auteur, avaient passé l'automne dans des pâturages bas et humides. Elles rentrèrent très-grasses, mais bientôt un assez grand nombre tombèrent malades. En ayant fait abattre une, je reconnus que l'affection dont elles étaient atteintes était l'ascite ou hydropisie du ventre. Je fis aussitôt verser $\frac{60}{2}$ *Digitalis* dans une certaine quantité d'eau dont je me servis pour délayer environ cinq décalitres de pommes de terre pilées que je distribuai à tout le troupeau. Je continuai de leur en administrer ainsi tous les matins. Au bout de 14 jours je fis ouvrir une des bêtes que j'avais remarquées dès le début de la maladie, comme étant des plus sérieusement attaquées, et je ne lui trouvai aucune trace d'hydropisie. Je ne perdis que les deux bêtes que j'avais sacrifiées.

Schmager a guéri un cheval chez lequel le gonflement œdémateux du ventre et de la poitrine était accompagné de bouffissure hydropique aux jambes postérieures et de ballonnement du bas-ventre, en lui administrant alternativement *China* et *Arsenicum.*

ASTHME, GÊNE DE LA RESPIRATION.

Helleborus albus, *Spongia*, *Sulphur*, *Cuprum*, *Kali carbonicum*, *Napellus*, *Bryonia*, et *Squilla*, alternativement, de huit en huit jours. On peut alterner avec *Ammonium muriaticum* lorsque la toux est profonde et invétérée.

Un cheval de trait battait des flancs en respirant, même en état de repos. Il avait en outre l'inspiration et l'expiration très-bruyantes après avoir travaillé, et refusait toute nourriture. On lui administra $\frac{3}{4}$ *Bryonia* une fois par jour, dans un morceau de pain. Au bout de huit jours le battement de flancs avait disparu, mais la respiration était toujours haletante pendant le travail. On administra à l'animal ¼ *Squilla*, et l'on répéta la dose de vingt-quatre heures en vingt-quatre heures. Au bout de six jours sa respiration fut tout-à-fait libre, et il supporta depuis les courses les plus fatigantes sans en éprouver la moindre incommodité.

On prétend que les glands, donnés aux chevaux, préviennent la gêne de la respiration.

ATROPHIE.

Voyez CONSOMPTION.

AVANT-COEUR.

On désigne sous ce nom une tumeur qui se forme au poitrail à la suite d'une contusion, et qui est presque toujours accompagnée d'une fièvre violente.

Arnica et *Napellus*.

AVORTEMENT.

Les causes principales de l'avortement sont le jeune âge, la faiblesse de constitution, les chutes, les contusions, une nourriture trop abondante ou trop chétive, la pâture dans les lieux marécageux, les intempéries, etc. Ces dernières causes, agissant à la fois sur toutes les femelles d'une localité, donnent à l'avortement un caractère épizootique ou enzootique.

L'avortement est souvent précédé de quelques

symptômes précurseurs, qui sont : la perte de l'appétit, la fièvre, l'affaissement du ventre. L'animal est inquiet, se tourmente, fait des efforts ; les mamelles diminuent de volume ; il s'écoule par la vulve une matière visqueuse, plus ou moins fétide, qui amène ordinairement la mort du fœtus.

Arnica prévient l'avortement. Il est bon de l'administrer aux femelles pleines qui ont fait une chute ou reçu un coup dans le ventre.

Toxicodendron, lorsque l'animal a éprouvé une entorse ou une luxation.

Camphora. Une génisse de deux ans, dit Lux, entrait fréquemment en chaleur, avait été saillie plusieurs fois, et n'avait jamais retenu. Le 13 septembre 1824, avant de la faire saillir de nouveau, je lui donnai $\frac{40}{0}$ *Sol. camph.* dans trois onces d'eau. Elle conçut, et mit bas heureusement. Je lui avais donné pendant la gestation, le 11 janvier 1825, $\frac{20}{0}$ *Sol. camph.* pour prévenir l'avortement. Cette solution de camphre était composée de trois onces de camphre dissoutes dans quatre onces d'alcohol à 90 degrés.

Sabina. On ne saurait trop recommander d'en donner quelques doses aux vaches ou brebis pleines lorsque l'avortement prend un caractère épizootique dans la localité.

Ayant remarqué, dit un auteur, que dans un troupeau composé de trois cents bêtes à laines, trois ou quatre mères avaient tout à coup avorté, je changeai immédiatement le régime alimentaire, et je remplaçai le foin par du trèfle sec, et les pommes de terre et l'avoine par des boissons farineuses. Mais les avortemens ayant continué, je revins au premier régime; je versai trois cents gouttes *Sabina* dans une demi-chopine d'eau, je secouai bien le mélange, et je le versai sur quinze décalitres de pommes de terre pilées; j'y ajoutai quinze décalitres d'avoine, et j'en fis distribuer tous les matins au femelles pleines. Au bout de trois jours les avortemens cessèrent complètement.

Sulphur prévient l'avortement qui aurait pour cause un vice morbide intérieur.

B.

BLEIMES.

C'est une inflammation intérieure du sabot, produite par diverses causes, et qui peut attaquer les quatre pieds, mais beaucoup plus rarement ceux de derrière que ceux de devant. Lorsqu'un cheval boite, qu'il marche sur la pince, et qu'on ne remarque rien à la jambe qui puisse produire la claudication, il faut couper avec le boutoir tout l'extérieur de la sole. On aperçoit alors près du talon des taches bleues ou rouges. Ce sont ces taches que l'on appelle *bleimes*.

Squilla, Arnica, Conium, Antimonium crudum, Vomica, Petroleum et *Pulsatilla*.

Arsenicum, contre l'endolorissement.

Arnica, extérieurement. Lorsque le pus s'est ouvert une issue à la couronne, il faut enlever toute la partie attaquée par la matière, laver la plaie avec de l'eau arniquée, appliquer sur l'incision de la filasse imbibée du même liquide, et envelopper le sabot jusqu'à ce que la corne ait rempli le vide formé par l'opération.

BLESSURES, PLAIES, CONTUSIONS.

Arnica. L'arnica est un remède souverain contre toute espèce de lésion récente, telle que crevasses, plaies, coups, etc. Une seule dose, administrée intérieurement, est presque toujours suffisante pour prévenir les suites fâcheuses de l'accident. Le traitement extérieur consiste à étuver la partie lésée avec de l'eau arniquée, jusqu'à parfaite guérison.

Les contusions qui résultent souvent, chez les chevaux ou les bêtes à cornes, de la pression de la selle ou du collier, et qui sont quelquefois suivies d'une large excoriation, se guérissent facilement et en peu de temps à l'aide de lotions d'eau arniquée. Le même traitement s'applique aux lésions des jambes et des cuisses. On enveloppe la partie avec une compresse imbibée du même liquide. Cette application doit procurer la guérison en vingt-quatre heures, et n'empêche point l'animal de travailler.

Je fus appelé, dit un vétérinaire, pour visiter un cheval qui venait d'être éventré par un bœuf dans un pâturage. Mon premier soin fut de faire rentrer les intestins dans leur cavité, et de laver la plaie avec de l'eau tiède. Je fis ensuite recoudre l'ouverture, et j'y pratiquai de demi-heure en demi-heure des lotions de décoction de sureau. Le lendemain j'administrai intérieurement, de demi-heure en demi-heure, $\frac{1}{6}$ *arnica*. Au bout de huit jours l'animal retourna au pâturage. Six semaines après il put reprendre ses travaux habituels.

Symphytum, remède souverain lorsque les os sont lésés ou fracturés. Il faut en même temps appliquer extérieurement *Arnica*.

Conium, médicament précieux pour le traitement des contusions et des lésions occasionées par la pression d'un corps quelconque. Il faut en répéter la dose suivant les circonstances, et quelquefois l'alterner avec *Arnica*.

Toxicodendron, remède souverain contre les plaies lorsqu'il y a distention ou luxation.

J'ai souvent alterné avec succès, dit Lux, *Arnica* et *Toxicodendron*; néanmoins le fait suivant me paraît mériter l'attention de l'homœopathe. Un poulain de deux ans qui avait gambadé avec plusieurs chevaux, et s'était heurté la hanche, probablement en rentrant dans l'écurie, boitait d'une manière très-grave. Je l'examinai attentivement, et j'ordonnai *Arnica,* qui produisit de bons effets. Mais le propriétaire du cheval, voyant, au bout de vingt-quatre heures, que ce médicament n'avait pas fait cesser la claudication, et pensant qu'il avait été mal appliqué, administra *Toxicodendron,* persuadé qu'il y avait luxation. Mais au bout de quelques heures le mal s'aggrava, et il en résulta une espèce de courbature des deux jambes postérieures. Une nouvelle dose *Arnica* ramena le mal au point où il était avant l'administration de *Toxicodendron,* mais son effet n'alla pas plus loin. Je pensai alors, et avec raison, que l'épine dorsale était affectée accessoirement, et j'administrai *Cocculus.* Une seule dose de ce médicament détermina une guérison complète. — Il me semble résulter de ce fait, 1.º que dans certaines circonstances *Toxicodendron* est l'ennemi d'*Arnica;* 2.º que *Cocculus* est un remède précieux toutes les fois que la lésion de la hanche affecte sympathiquement l'épine dorsale. Je regrette de n'avoir pas continué d'alterner *Arnica* avec *Toxicodendron;* mais je recommande cette observation aux expériences des homœopathes.

Napellus, lorsque les blessures ou les plaies sont très-graves, pour faire cesser la fièvre d'inflammation qui résiste quelquefois à *Arnica.* Il faut alterner *Napellus* et *Arnica* lorsque cette fièvre est très-forte.

Millefolium, extérieurement, pour étancher le

sang. Si de gros vaisseaux ont été rompus, il faut y pratiquer une ligature. Dans le cas où cette opé-ration serait impossible, on appliquera un poignée de toiles d'araignées. J'ai quelques raisons de croire que *Aranea diadema*, administrée intérieurement, contribue à arrêter l'hémorrhagie.

China, lorsque la perte de sang est considérable. On répare les forces de l'animal affaiblies par l'hémorrhagie, en lui administrant de deux heures en deux heures une goutte O *China* de la 1.re à la 4.e dilution, suivant l'âge et la constitution du sujet. Deux doses suffisent souvent pour rendre à l'animal toute sa vigueur.

BOITERIE.

Voyez CLAUDICATION.

BOULET (ENTORSE DU).

Cette luxation, qui provient presque toujours d'un faux pas, est quelquefois accompagnée de chaleur et de gonflement; elle occasione une claudication que rendent surtout sensible les inégalités du terrain.

Arnica, intérieurement et extérieurement.

Un cheval de roulier, dit Hotter, boitait de l'articulation du boulet antérieur droit; cette partie était gonflée et douloureuse. Une fatigue excessive avait opéré une forte distention des muscles; les frictions spiritueuses n'avaient fait qu'aggraver le mal. A mon arrivée, le 1.er octobre, je commençai par laver la partie avec de l'eau de savon pour enlever toute trace des applications précédentes, et j'appliquai des compresses d'eau arniquée; j'administrai en même temps *Arnica* à l'intérieur. Le 3 octobre, amélioration; je continuai le traitement. Le 9 la guérison faisait de rapides progrès, et je répétai *Arnica*. Le 14 octobre l'animal reprit son service.

Un jeune cheval marchant sur la glace, dit M. le D.r Laville de Laplaigne, se trouve le pied du montoir de derrière pris dans une crevasse; dans l'effort qu'il fait pour l'arracher, le pied est tordu avec violence; il y a distention des ligamens de l'articulation; malgré cette distention l'animal fait encore deux lieues en boitant. Arrivé à l'écurie, toute l'extrémité inférieure est gonflée jusqu'au jarret; le cheval est soumis à un traitement par l'arnica à l'intérieur et à l'extérieur. Toutes les parties tuméfiées et distendues sont couvertes d'eau dans laquelle on a versé vingt-quatre gouttes de teinture d'arnica pour un litre d'eau, avec addition d'une demi-once d'alcohol. Le traitement est prolongé pendant vingt jours, au bout desquels on obtient la guérison.

Toxicodendron, lorsque la luxation est douloureuse, et que l'animal manifeste de la douleur au toucher.

Petroleum et *Conium* dans le cas de courbature.

Sulphur, lorsqu'un vice morbide interne s'est développé dans la partie lésée ; il faut ensuite répéter les médicamens qui précèdent.

Ruta, spécifique contre l'entorse du boulet et de la couronne.

BOULIMIE, FAIM CANINE.

On donne le nom de boulimie à un appétit excessif accompagné de faiblesse et de dépérissement. Cette affection est rare chez les chevaux ; mais les chiens y sont assez sujets ; ce qui lui a fait donner le nom de faim canine.

Vomica. Silicea. Sepia.

La boulimie est quelquefois occasionée par la présence de vers intestinaux dans le corps de l'animal. Il faut alors appliquer les médicamens indiqués au mot VERS. *Silicea* s'emploie avec succès dans les cas de ténia ou ver solitaire.

Les vaches sont aussi sujettes à une espèce de dépravation d'appétit chronique et gastrique, qui a beaucoup de ressemblance avec la boulimie, et les porte à avaler des substances étrangères à la nourriture ; telles que de la terre, du bois, du cuir, de la chaux, etc. L'appétit pour ces objets augmente chez elles à mesure que l'appétit normal diminue. Elles maigrissent excessivement ; leur lait devient aqueux ; leur poil se hérisse ; leur langue claque. Elles poussent quelquefois des beuglemens suivis de boulimie, puis de répugnance pour les alimens. Si l'on n'y apporte un prompt remède, une fièvre de consomption ne tarde pas à faire périr l'animal.

Pulsatilla, médicament principal lorsque la boulimíe survient au milieu des beuglemens, et qu'elle est suivie de perte de l'appétit.

Sepia, médicament puissant contre la voracité abnorme du bétail.

Vomica, à plusieurs doses, lorsque la dépravation d'appétit a pris un caractère chronique.

Natrum a réussi dans plusieurs cas où l'animal témoignait de la répugnance pour sa nourriture habituelle, et portait son appétit sur des objets étrangers.

Humanin, médicament isopathique contre l'habitude qu'ont beaucoup de petits chiens de manger des excrémens humains.

BOURSES (Inflammation des).

Conium. Sulphur dissipe l'enflure qui survient après la castration.

Arnica. Trois doses d'arnica administrées dans un morceau de pain, le jour de l'opération, préviennent la fièvre qui suit la castration des animaux mâles, et peut leur être mortelle.

BRULURES.

Elles se traitent isopathiquement par le *feu.* On présente à la chaleur du foyer la partie lésée.

Arnica. On obtient aussi un grand soulagement et une prompte guérison de l'emploi interne et externe de l'*Arnica*.

Aconitum. Le 28 septembre 1834, dit M. Prévost, je fus appelé chez un maître voiturier pour donner mes soins à un cheval rétif qui avait eu la partie postérieure du ventre brûlée par de la paille qu'un cocher aussi imprudent que méchant avait allumée dans le but de le faire avancer. Voici ce que j'observai : tuméfaction très-prononcée de la partie postérieure du ventre, principalement du côté gauche; sur toute l'étendue de la tumeur le poil était hérissé, et l'on remarquait ou des phlyctènes ou des granulations provenantes de la sérosité contenue dans les vésicules, laquelle s'était concrétée à la surface de la peau. La tuméfaction était chaude, douloureuse, et la douleur se manifestait d'une manière très-sensible à la plus légère pression. Je lotionnai le mieux possible la tumeur avec un mélange de six gouttes *Aconitum* 3.e dilution dans deux verrées d'eau. Le lavage fut répété le même soir. Le lendemain la tumeur, ainsi que la douleur, avait en grande partie disparu.

Sapo communis est un excellent remède contre les brûlures.

C.

CACHEXIE AQUEUSE.

Voyez Pourriture.

CACHEXIE TUBERCULEUSE.

Cette maladie, dont la cause n'est pas encore bien connue, attaque exclusivement les bêtes à cornes, et surtout les vaches. Elle est héréditaire, chronique, et toujours accompagnée d'une espèce de-priapisme ou de nymphomanie. Lorsqu'une vache en est atteinte, et qu'elle met bas, la parturition fait cesser les symptômes, mais la maladie passe aux petits qui en naissent. L'animal conserve assez long-temps son embonpoint et son appétit; il est incommodé plus tard par une toux sèche et fréquente qui ne lui enlève d'ailleurs ni sa gaieté, ni son apparence de santé. Mais lorsque cette toux devient creuse, et qu'elle se prolonge un ou deux ans, l'animal maigrit, tout en conservant son appétit, quelle que soit la bonne qualité de sa nourriture; son poil perd son éclat, et se hérisse; la toux devient plus douloureuse et plus violente, et la respiration courte, accélérée et pénible. Les membranes du nez et de la bouche et le blanc de l'œil prennent une teinte jaunâtre; de légers accès de fièvre se déclarent le soir; l'animal perd alors l'appétit; ses yeux se ternissent et s'enfoncent dans leurs orbites; il se forme aux glandes du cou et à la poitrine des nodosités qui ressemblent à des tumeurs lardacées. Si l'on porte la main à sa poitrine, l'animal se retire en donnant des signes de douleur; son pouls est petit, rapide, et à peine sensible; enfin il périt attaqué d'une fièvre de consomption souvent accompagnée d'écoulement de mucosités purulentes par le nez.

A l'ouverture du cadavre on remarque à la plèvre, à la membrane extérieure des poumons, au diaphragme, rarement dans la capacité abdominale, à la surface du foie, des reins, de l'épiploon, du mésentère, et sur toute l'étendue de la peau du ventre, des verrues ou tubérosités de la grosseur d'un grain de millet à celle d'un œuf de pigeon, et remplis d'une humeur blanche, et quelquefois jaunâtre. Ces nodosités sont isolées, ou disposées par grappes plus ou moins longues; elles varient de couleur, et sont tantôt gris clair, rougeâtres ou cendrées, tantôt jaunes, rouge foncé ou bleuâtres.

Baryta carbonica est le remède souverain contre la cachexie tuberculeuse. Il suffit à lui seul pour guérir les animaux qui en sont atteints, à moins que la maladie ne présente quelque symptôme accessoire qui exige l'auxiliaire d'autres médicamens. Il s'emploie avec le plus grand succès lorsque les tubérosités, premiers signes visibles de l'affection, commencent à se développer, surtout chez les jeunes sujets. Trois doses suffisent.

ordinairement pour opérer l'ouverture de ces tubérosités; mais il est bon d'en administrer davantage pour les faire vider et disparaître entièrement. J'ai souvent vu de ces tubérosités de la grosseur d'une tête d'enfant, mais je n'ai jamais pu les résoudre, et j'ai toujours été obligé d'en procurer l'ouverture à l'aide de *Baryta carbonica*, qui suffit chez les-jeunes animaux, sans que l'on ait besoin de recourir à d'autres médicamens.

Sulphuris Hepar est nécessaire pour amener l'ouverture de ces tubérosités chez les vieux sujets; mais il faut administrer en même temps quelques doses de *Baryta carbonica*.

Aurum muriaticum s'emploie avec avantage lorsque l'exaltation génitale est trop fréquente; mais ce médicament paraît n'avoir aucune action sur l'ensemble des symptômes. J'ai été conduit à l'application de ce remède par la remarque que j'ai faite d'indurations à l'ovaire chez les animaux atteints de cachexie tuberculeuse. *Platina* et *Lycopodium* sont impuissans contre cette maladie. *Hydrophobin.* m'a réussi deux fois.

Ammonium muriaticum, *Silicea*, *Lycopodium* et *Spiritus sulphuratus* sont les médicamens principaux contre les affections de poitrine qui surviennent dans le cours de la cachexie tuberculeuse. J'administre *Ammonium muriaticum* lorsque la toux est rauque et creuse; *Silicea* lorsque la toux est moins sourde, et que l'animal témoigne de la douleur quand on porte la main à sa cavité pectorale; *Lycopodium* lorsque la respiration est gênée; *Spiritus Sulph.* lorsque les accès de toux sont brefs, secs, et se succèdent rapidement. J'ai obtenu de bons effets de *Carbo vegetabilis* dans un cas où aucun des médicamens qui précèdent ne m'avait réussi. Il est rare qu'un seul des remèdes que nous venons d'indiquer suffise pour combattre l'affection de poitrine.

Kali carbonicum. Lux a guéri plusieurs cas de cachexie tuberculeuse avec *Kali carbonicum.*

CALCULS DE LA VESSIE.

Urolithin. Un médecin de Leipsick a administré avec succès des calculs vésicaux concassés et triturés. Ces calculs, préparés d'après les principes de la pharmacopée homœopathique (*Urolithin*), ont beaucoup plus d'efficacité.

Uva ursi prévient l'inflammation et le rétrécissement de l'urètre, et, sous ce rapport, contribue à l'expulsion de la pierre qui s'engage quelquefois dans le col de la vessie, et s'oppose à l'émission de l'urine.

Les bêtes à laine et les chevaux sont rarement exposés aux maladies graves que fait naître la présence des concrétions pierreuses dans certaines parties du corps. L'espèce bovine en est quelquefois affectée, surtout lorsqu'elle est soumise à une nourriture entièrement sèche. Les bœufs y sont plus sujets que les vaches, ceux du midi y sont aussi plus exposés que ceux du nord.

L'émission de l'urine par jets interrompus, les coliques, la marche embarrassée de l'animal, qui remue continuellement la racine de la queue, et cherche à se frapper le pénis avec les jambes de derrière, sont autant de symptômes qui annoncent la présence des calculs, dont on peut d'ailleurs s'assurer en introduisant la main dans le rectum, et en explorant l'état de la vessie. La tristesse de l'animal augmente avec la douleur causée par la tension de la vessie, et lorsque celle-ci est arrivée à un certain point, le bœuf reste continuellement couché. Les oreilles sont alternativement chaudes et froides. Le pouls devient un peu plus fréquent lorsqu'il y a inflammation dans la vessie, et sa vîtesse augmente encore lorsqu'elle est crevée. Dans ce dernier cas l'urine se répand dans la cavité abdominale, et l'animal meurt au milieu d'horribles souffrances.

Lorsque le calcul est engagé dans le col de la vessie, et que le cas est trop pressant pour que l'on puisse attendre l'effet d'*Uva ursi*, on peut tenter l'extraction de la pierre. Cette opération consiste à abattre l'animal sur une litière molle et épaisse, et à pratiquer dans la longueur de l'urêtre une petite ouverture par laquelle on enlève le calcul.

La plaie n'a pas besoin d'être pansée : il suffit de l'étuver avec de l'eau arniquée, et d'administrer *Napellus* dès que la fièvre se déclare. Une partie des urines s'échappe d'abord par l'ouverture ; mais à mesure qu'elle se cicatrise, les urines reprennent leur cours naturel.

CARIE.

Mercurius solubilis alterné avec *Conium* est très-efficace lorsqu'il y a adhérence partielle de la peau. S'il survient de la douleur, il faut appliquer *Toxicodendron* ou *Phosphori acidum.* Ces médicamens, quelque puissans qu'ils soient, ne préviennent pas toujours la carie.

Si la partie malade devient fongueuse, et qu'il soit à désirer qu'elle s'ouvre promptement, on peut administrer dans ce but quelques doses de *Sulphur,* qui est le plus puissant des médicamens pour faire ouvrir les ulcères.

Pendant le cours de la suppuration, et en général quelle que soit la période de la maladie, on applique les remèdes suivans :

Asa est souveraine contre la carie ; mais si la suppuration est déjà établie, il faut la répéter tous les trois jours, et l'administrer de nouveau après quelques autres médicamens. Une dose *Asa* par jour a guéri une jeune vache dont la jambe antérieure droite était cariée, et suppurait au dessous du genou.

Silicea a également beaucoup d'efficacité pendant la suppuration.

Lachesis, surtout contre la carie aux jambes.

Aurum, contre la carie de la mâchoire inférieure chez les chevaux.

Mezereum, deux doses, lorsque l'ulcère est entouré de plaques dépilées sur lesquelles il se forme des élevures rouges semblables à des verrues.

Sepia, *Angustura*, *Nitri acidum*, *Iodium* et *Sulphur* s'emploient aussi avec succès.

Lorsque la plaie est fermée, il ne faut pas compter que la peau se rétablira entièrement : il se forme toujours un petit enfoncement dépourvu de poil, dans lequel la peau est adhérente à la chair. Il ne faut néanmoins pas négliger les remèdes suivans :

Silicea, si la partie suinte encore.

Sepia, lorsqu'il s'y forme des écailles.

Conium ou *Sulphuris Acidum*, en cas d'adhérence partielle de la peau.

Conium a complété une guérison de carie chez une vache à laquelle on avait auparavant administré quelques doses d'*Asa*.

Millefolium étendu d'eau se recommande pour être employé extérieurement.

Secale. Une vache était incommodée depuis six mois d'une exostose à la jambe antérieure droite, au dessus de l'articulation du boulet, ce qui, du reste, ne la faisait pas boiter, lorsque tout à coup cette partie devint fongueuse, comme gangrénée, et rendit une sanie fétide et noirâtre. L'animal donnait en outre des signes de vives douleurs. Six doses de *Secale*, administrées de quatre jours en quatre jours, le rétablirent en peu de temps.

CAPELET.

On donne le nom de capelet à une tumeur mobile, plus ou moins volumineuse, produite par un coup, une contusion ou un vice interne, et qui a son siége sur la pointe du jarret.

Arnica, extérieurement, lorsque le capelet est récent.

Toxicodendron, lorsqu'il y a claudication très-saillante.

Sulphur, pour le traitement antipsorique.

Thuja, lorsque l'on craint les eaux aux jambes.

La démangeaison cesse lorsque le capelet est invétéré. On administre alors :

Conium, à plusieurs doses. Ce médicament suffit souvent pour amener une guérison complète.

Thuja, lorsqu'il se forme une éruption à la partie lésée, ou que les poils sont hérissés sans qu'il y ait éruption. Il est bon de faire suivre ce médicament d'une dose *Sulphur*, et de le répéter ensuite.

Silicea, lorsqu'il se forme un petit enfoncement ou un endroit mou au centre de la tumeur, ou lorsqu'il y a suintement d'humeur.

Mercurius vivus. Un cheval de trois ans était incommodé depuis trois mois d'un capelet, qui après avoir cédé à l'application d'onguens allopathiques, était revenu plus volumineux qu'auparavant. Le 4 avril 1834 Lux administra à l'animal $\frac{10}{v}$ *Toxicodendron*, qu'il répéta le 17 du même mois et le 7 mai. Le 10 la tumeur avait doublé de volume, et était plus douloureuse qu'auparavant. Le 4 juin, $\frac{10}{v}$ *Mercurius vivus.* Le 19 la tumeur était presque résolue, une seconde dose *Mercurius vivus* la dissipa entièrement.

CASTRATION.

Arnica, intérieurement et extérieurement. *Pulsatilla.* Trois doses de $\frac{4}{3}$ *Arnica* administrées dans un morceau de pain, après l'opération, préviennent la fièvre qui suit la castration des animaux mâles et leur est souvent mortelle. Lorsque le sujet est vieux, et que la castration est suivie de gonflement des testicules, il faut étuver cette partie avec une décoction de sureau encore tiède, que l'on prépare, l'été avec des feuilles et des fleurs, et l'hiver avec l'écorce verte des jeunes tiges.

Napellus. Lorsqu'*Arnica* et *Pulsatilla* ne suffisent pas pour prévenir la fièvre, on interpose une dose *Napellus*, surtout après la castration des étalons.

Sulphur dissipe le gonflement qui se manifeste après l'opération.

Voyez, contre les pertes de sang, les médicamens indiqués au mot Hémorrhagie.

La castration des animaux, dit **M. le D.**ʳ Laville de Laplaigne, est en général une opération dont les suites compromettent plus ou moins leur existence. L'*Arnica* présente, dans ce cas, au vétérinaire une ressource inappréciable. On lave toutes les parties lésées avec de l'eau arniquée à la dose de deux gouttes par once d'eau. On panse ensuite avec de la charpie et des compresses imbibées du même liquide. On fait boire à l'animal toutes les six heures une verrée d'eau dans laquelle on a jeté deux gouttes d'*Arnica*, cinquième dilution. Chez les animaux où l'on ne pourra placer et maintenir des compresses imbibées d'eau d'*Arnica*, on se contentera de laver trois fois par jour les parties malades avec cette même eau. Si, malgré l'emploi de l'*Arnica* tant à l'intérieur qu'à l'extérieur, il survenait de la fièvre à la suite de l'opération, on alternerait l'usage de l'*Arnica* avec celui d'*Aconitum* à la dose de 8 à 10 globules de la dixième dilution.

CATARACTE.

Pulsatilla. Eggert a trouvé à ce médicament une grande efficacité contre la goutte sereine.

Il est rare qu'un animal soit atteint de la cataracte lorsque les symptômes précurseurs de cette affection ont été l'objet d'un traitement bien appliqué.

Les médicamens suivans, administrés successivement dans l'ordre où ils sont placés, peuvent rendre la vue à un cheval attaqué de la goutte sereine.

Ammonium carbonicum, durée d'action. . . . . 8 jours.
Causticum 14
Belladona 8
Euphrasia, six doses administrées de deux jours en deux jours.

La guérison est précédée de larmoiement.

Cannabis et Sulphur éclaircissent la vue.

Ammonium tartaricum, à doses répétées, a guéri un jeune veau dont la cécité était complète.

CATARRHE, RHUME DE CERVEAU, MORFONDURE.

Opium, Sulphur, médicamens principaux. *Arnica, Belladona, Bryonia, Chamomilla, Digitalis, Napellus, Spongia, Toxicodendron.*

Voici comment Schmager traite ce genre d'affection : « Dès le principe, dit-il, je donne ordinairement une ou deux doses $\frac{8}{15}$ *Napellus*; je les fais suivre immédiatement d'une dose *Opium*, que j'administre le matin à jeun, et que je répète le surlendemain. Les mucosités nasales deviennent alors plus épaisses, et l'inflammation de la membrane du nez diminue. Au bout de trois jours je donne presque toujours une dose $\frac{8}{15}$ *Sulphur*, ce qui fait cesser la toux et la sécrétion des matières muqueuses; mais souvent il arrive que la respiration devient gênée, et que ce symptôme est accompagné de quintes de toux violentes. On applique alors avec succès *Spongia*, *Bryonia* et *Chamomilla*.

» Si le cerveau est attaqué, l'affection prend la forme d'une inflammation au cerveau, ou l'animal tombe dans un état d'inertie et de torpeur. Dans le premier cas je donne *Napellus* et *Belladona*, que je fais quelquefois suivre de *Toxicodendron*. Ces trois médicamens m'ont toujours suffi. Dans le second cas j'obtiens de bons effets d'*Opium*, *Digitalis* et *Arnica*.

» Lorsque l'affection se porte sur la gorge et sur les organes de la déglutition, l'animal avale difficilement, et sa respiration devient pénible et haletante. Les alimens solides, ou même liquides, peuvent à peine passer, et ressortent souvent par le nez, surtout lorsqu'une quinte de toux saisit l'animal pendant qu'il mange. Les remèdes que j'emploie dans ce cas avec le plus de succès sont *Napellus*, et surtout *Chamomilla*. Il m'est souvent arrivé de donner le soir une dose de $\frac{a}{15}$ *Chamomilla*, et de voir le lendemain matin que la plupart des symptômes avaient disparu. J'ai toujours soin de faire entourer le cou de l'animal d'un morceau d'étoffe de laine ou de fourrure.

» Je fais quelquefois suivre *Chamomilla* d'une dose de *Belladona*. Ce dernier médicament procure une évacuation de matières muqueuses si abondante, que la mangeoire et le sol en sont souvent tapissés. Cet écoulement n'offrant aucun caractère de malignité, je cherche, autant que possible, à le favoriser et à l'entretenir par *Spongia* et *Bryonia*.

» Le catarrhe attaque quelquefois les organes de la poitrine avec tant de violence, qu'il prend le caractère d'une légère inflammation de poitrine. J'administre alors *Napellus* de deux heures en deux heures. Quelques jours suffisent pour dissiper, sinon la totalité, du moins la plupart des symptômes. »

On est souvent obligé d'alterner *Opium*, *Spongia* et *Vomica* avec les remèdes précédens.

CATARRHE PULMONAIRE.

Pulsatilla, Ammonium muriaticum, Dulcamara, Vomica, Squilla alternée avec *Bryonia*,

Hyoscyamus, Lycopodium, Carbo vegetabilis et *Sulphur.*

Voyez le mot Toux.

CHANCRES AUX PARTIES GÉNITALES,
CHEZ LES CHEVAUX.

Mercurius vivus. Lorsque cette maladie, dit un auteur, se déclara en Silésie, dans le courant de 1850, j'employai avec le plus grand succès *Mercurius vivus* dans le traitement des chevaux qui me furent confiés. Je leur administrai, sans distinction de sexe, et à des intervalles plus ou moins rapprochés, plusieurs doses $\frac{10}{6}$ de ce médicament. J'eus soin de faire laver les parties avec de l'eau fraîche, et de retrousser la queue pour prévenir l'irritation qu'eût occasionée le frottement des crins. Les ulcères ne tardèrent pas à se recouvrir de croûtes, de manière que la guérison fût complète au bout de 15 à 18 jours.

Parmi les jumens il y en avait quelques-unes qui étaient, en outre, affectées de paralysie nerveuse au sacrum, et dont les organes génitaux étaient presque détruits. J'en sauvai plusieurs en employant, indépendamment de *Mercurius vivus*, *Arsenicum* et *Thuja.*

CHARBON INTÉRIEUR.
Voyez Maladie charbonnéuse.

CHARBON A LA LANGUE.

Voyez ANTHRAX.

CHATS (MALADIE DES).

Helleborus albus. Les chats qui ont la maladie sont tristes, abattus, craintifs, recherchent la solitude, n'ont ni appétit ni soif, éternuent, tournent et sautent étourdiment, toussent quelquefois, et font presque continuellement des efforts pour vomir. Ils ont une fièvre violente qui les affaiblit de plus en plus; leur train de derrière est paralysé, et retombe de côté et d'autre. Au bout de deux jours la diarrhée se déclare, l'animal perd l'usage de ses sens, et finit par crever.

CHUTE ou RENVERSEMENT DE LA MATRICE.

Platina, alternée avec *Sepia,* lorsque l'accident a lieu après la mise-bas, à la suite d'un violent effort d'expulsion.

China, lorsque la matrice se renverse peu de temps avant la parturition, pendant que l'animal est couché, et qu'elle rentre spontanément lorsqu'il se lève. Ce médicament doit se répéter trois ou quatre fois par jour, suivant les circonstances. On obtient aussi de bons effets de *Pulsatilla.*

Arnica, remède souverain lorsque l'accident est la suite d'une parturition laborieuse ou d'une lésion à la matrice, par exemple, si l'arrière-faix a été détaché de force. Il faut quelquefois alterner *Arnica* avec *Aconitum* lorsqu'il se déclare de la fièvre ou de l'inflammation.

Pulsatilla, spécifique lorsque la chute de la matrice est la suite de fausses douleurs. On emploie aussi dans ce cas *Sabina*.

Vomica, médicament précieux contre la chute de la matrice, et qui agit spécifiquement lorsque cet accident provient de ce que l'animal a bu des matières alcoholiques. Il faut alors le répéter quatre, et même six fois par jour, et continuer le traitement pendant plusieurs jours. En général *Vomica* a beaucoup d'efficacité contre les affections qui ont pour cause l'usage des alimens ou des boissons alcoholiques. On l'emploie aussi lorsqu'il y a constipation.

Solanin a réussi dans plusieurs circonstances où la chute du faix provenait de ce que les animaux avaient mangé une trop grande quantité de pommes de terre sortant d'une brasserie.

Belladona, *Mercurius solubilis* et *Ferrum metallicum* s'emploient avec beaucoup de succès contre le renversement de la matrice.

Cannabis a réussi dans un cas où tous les autres médicamens n'avaient amené aucun résultat. L'animal manifestait une grande agitation.

Mercurius vivus, contre la sortie de l'ovaire, chez les oiseaux.

Une dinde était incommodée d'une sortie de

l'ovaire; on sentait un œuf dans cette partie; l'animal avait la diarrhée, ses excrémens étaient blancs, il était inquiet, du reste mangeait bien. $\frac{8}{x}$ *Mercurius vivus* firent rentrer l'ovaire en 24 heures sans aucun secours mécanique, et arrêtèrent la diarrhée. La dinde pondit le lendemain, et n'éprouva plus aucun accident. J'ai été témoin, dit Rhost, de plusieurs cures du même genre.

CHUTE DES POILS.

Voyez ALOPÉCIE.

CLAVEAU, CLAVELÉE.

La clavelée est la plus meurtrière des maladies des bêtes à laine. C'est une fièvre inflammatoire suivie d'une éruption de pustules plus ou moins grosses, plus ou moins arrondies, plus ou moins rapprochées, qui peuvent affecter toutes les parties du corps, mais principalement celles qui sont mal garnies de laine, telles que la tête, l'intérieur des épaules et des cuisses, la poitrine, le ventre, les mamelles, les parties génitales, etc.

Le cours de la clavelée offre quatre temps bien distincts : l'invasion, l'éruption, la suppuration et l'exsiccation.

Le premier temps s'annonce par la tristesse de l'animal, la perte de l'appétit, l'abattement, la fièvre, la lenteur de la marche. Il porte la tête basse, presque entre les jambes ; tous ces symptômes, d'abord peu marqués, augmentent graduellement d'intensité. Cet état se prolonge pour l'ordinaire jusqu'au quatrième jour, où commence l'éruption.

L'éruption est le plus souvent marquée par la diminution de tous les symptômes observés dans l'invasion. Elle se montre d'abord par des taches rouges qui ne tardent pas à s'élever et à former des pustules. Ces pustules entrent en suppuration.

La suppuration s'établit communément entre le huitième et le neuvième jour après l'éruption, et ramène pour l'ordinaire la fièvre que celle-ci avait fait cesser. Elle dure quatre jours, après lesquels les boutons commencent à se dessécher.

L'exsiccation est la quatrième et dernière période : l'humeur des pustules se dessèche, s'écaille et tombe.

Variolin ovium est le médicament isopathique de la clavelée.

Toxicodendron et *Arsenicum* s'appliquent avec succès à cette maladie.

M. Gros a traité avec ces deux médicamens alternés, et administrés à petites doses, un troupeau entier atteint de la clavelée.

Il n'a pas perdu une seule bête, tandis que dans les troupeaux voisins il en a péri 30 à 40 sur cent.

Voyez, du reste, les autres médicamens indiqués au mot VARIOLE.

CLAUDICATION, BOITERIE.

Arnica, lorsque la claudication provient d'un faux pas ou de toute autre cause extérieure.

Arnica, *Belladona*, *Bryonia*, *Cocculus*, *Calcarea carbonica*, *Causticum*, *Dulcamara*, *Napellus*, *Ruta*, *Sulphur* et *Toxicodendron*, contre les claudications et paralysies de diverses espèces.

Un cheval, dit Lux, boitait de la jambe antérieure droite; le jarret était brûlant et douloureux. Le 18 novembre je lui donnai $\frac{2}{15}$ *Belladona*. Il ne se leva pas de toute la journée. Le 20 la chaleur et la douleur avaient disparu, mais l'animal boitait encore; j'administrai $\frac{3}{15}$ *Arnica*, le 23 la claudication avait cessé.

Un cheval de douze ans boitait depuis deux ans de l'articulation du boulet; la jambe était gonflée, et les muscles affaiblis; la claudication était surtout sensible au trot, et augmentait à mesure que l'animal prenait de la vîtesse. $\frac{8}{1}$ *Ledum*, dans de l'eau, deux fois par jour, rétablirent entièrement l'animal en 14 jours. Depuis il ne s'en est plus ressenti.

Un cheval de charretier boitait périodiquement, depuis trois ans, de l'articulation du boulet, surtout lorsqu'il était employé à des travaux pénibles. Les environs de la partie affectée étaient légèrement gonflés. Un cautère qu'on y avait appliqué précédemment avait diminué la claudication, mais sans la faire cesser. $\frac{4}{1}$ *Ledum* dans du pain, deux fois par jour, rétablit l'animal en une semaine. On continua néanmoins le traitement pendant 20 jours pour prévenir le retour de la maladie.

COLIQUES, TRANCHÉES, MAUX DE VENTRE, FLATUOSITÉS OU VENTS.

Les coliques sont surtout funestes aux chevaux; tous les animaux domestiques y sont d'ailleurs sujets. Un refroidissement, une indigestion, la mauvaise qualité de la nourriture, la présence de pierres ou d'autres corps étrangers dans les intestins, sont les causes ordinaires des coliques. Elles sont aussi quelquefois le résultat d'un vice intérieur, et présentent alors un caractère intermittent. Les animaux qui en souffrent, manifestent de vives douleurs, et une grande agitation; ils gémissent, se tournent de côté et d'autre, grattent et frappent la terre avec leurs pieds de derrière, se laissent tomber ou se roulent par terre. Tantôt ils étendent leurs jambes, tantôt ils les retirent sous leur ventre, et se relèvent en sautant. Ils perdent l'appétit, cessent de ruminer et d'évacuer. Le ventre est ballonné, et l'on remarque à leurs extrémités une alternative de chaleur et de froid; ce dernier pourtant prédomine. Ils ont les yeux troubles et la bouche aride. Lorsque l'animal se met en position d'uriner, ses poils se hérissent quelquefois par l'effet d'un mouvement fébrile.

Argilla, lorsque la constipation est produite par l'inertie des entrailles, notamment du boyau culier. Ce médicament est très-efficace dans beaucoup de cas où tous les autres remèdes sont impuissans.

Une jument, dit Laie, était attaquée de la constipation la plus opiniâtre et des maux de ventre les plus violens. Elle s'accroupissait, sautait, et se roulait par terre avec fureur. On avait employé tous les moyens indiqués par l'art vétérinaire en pareille circonstance, mais aucun n'avait réussi; l'état de l'animal allait toujours en empirant. On était décidé à le tuer pour mettre un terme à ses souffrances, lorsque je fus appelé. Je reconnus les symptômes suivans : une odeur de charogne s'exhalait de toutes les parties de l'animal, surtout de la bouche; elle était si intense, et elle s'attacha tellement à la main avec laquelle je touchai la jument, qu'elle résista pendant plusieurs jours à tous les moyens que j'employai pour la faire disparaître. L'animal, en se débattant, s'était écorché divers endroits de la tête; les poils étaient secs, quoiqu'ils eussent été inondés de sueur; les accès se renouvelaient de cinq minutes en cinq minutes; le pouls était à peu près dans son état normal, et les yeux un peu abattus; enfin la jument relevait et dressait la queue pendant les accès. Ce dernier symptôme me fit penser que la constipation et les coliques étaient produites par l'inertie du boyau culier : j'administrai *Arnica*, et tous les symptômes disparurent au bout de dix minutes.

Les coliques qui proviennent de constipation exigent l'emploi de médicamens intermédiaires particuliers, lorsque l'animal est tourmenté par des vents. Les douleurs que produisent ces vents se renouvellent quelquefois 3, 4, 5 et 6 fois, suivant que la constipation est plus ou moins opiniâtre.

Arnica, lorsqu'il y a rétention d'urine.

Arsenicum, lorsqu'il se manifeste des symptômes inflammatoires. Il est souvent utile d'alterner *Arsenicum* avec *Napellus.* Le premier agit surtout spécifiquement lorsque les coliques proviennent de constipation, et lorsque l'indigestion est causée par la réplétion, ou par la mauvaise qualité de la nourriture.

Belladona, Colchicum et *Pulsatilla,* si la colique est accompagnée de boulimie ou faim violente, ou si l'animal est ballonné. Il arrive souvent qu'un seul de ces médicamens suffit pour dissiper le gonflement du ventre, mais sans apporter de changement aux autres symptômes. *Napellus* et *Arsenicum* complètent alors la guérison.

Bryonia, lorsqu'il y a constipation, surtout si elle provient d'un refroidissement.

Chamomilla, lorsque le ventre est ballonné, et que les matières évacuées sont claires et peu abondantes. Elle a guéri d'une violente colique un poulain qui avait pris la diarrhée à la suite d'un refroidissement. « La colique des chevaux, » dit Schmager, se guérit en peu de temps avec » *Chamomilla* (excepté lorsqu'elle provient de » ce que l'animal a mangé des substances véné- » neuses). J'ai souvent vu tous les symptômes » disparaître au bout de cinq minutes par l'effet » de ce médicament. »

Chamomilla et *Napellus* ont presque toujours de l'efficacité contre les coliques accompagnées de crampes, qui surviennent à la suite d'un refroidissement, même lorsqu'il se manifeste des symptômes inflammatoires. Si l'on n'obtient aucune amélioration d'une dose de $\frac{5}{15}$ *Chamomilla*, on la répète au bout de 20 minutes; si ce médicament ne produit aucun effet, on administre $\frac{5}{15}$, $\frac{6}{15}$, $\frac{7}{15}$ *Napellus*, d'heure en heure, ou de deux heures en deux heures, suivant les circonstances.

Si l'on remarque des symptômes inflammatoires, on remplace la saignée par une dose d'*Aconitum*. Dans-tous les cas quatre heures de traitement doivent suffire pour amener une guérison parfaite. Hotter a guéri de cette manière et en aussi peu de temps plus de 50 chevaux dans l'espace d'une année.

Conium, médicament d'une grande efficacité contre la constipation, surtout lorsque l'animal pousse de fréquens gémissemens, sans manifester de douleur lorsqu'il se remue.

Ipecacuanha, pour les poulains, contre les affections légères, ou lorsqu'ils ont la diarrhée. *Arsenicum* réussit souvent après *Ipecacuanha*. Une seule dose d'*Ipecacuanha* a guéri un veau attaqué d'une diarrhée chronique qui avait résisté à tous les efforts de l'allopathie.

Magnesia muriatica, lorsque l'animal fait des efforts pour évacuer, et pousse des gémissemens.

Melampodium, lorsque l'animal constipé est éhanché en marchant, ou qu'il a les yeux larmoyans.

Napellus, et un quart d'heure ensuite *Arsenicum*, soulagent immédiatement la plupart des cas de colique, et dissipent les symptômes inflammatoires, tels que sécheresse de la bouche, chaleur (et souvent froid) aux oreilles, haleine brûlante, pouls fiévreux, etc.

Il faut répéter les doses à de courts intervalles, et recourir à un autre médicament si la troisième ne produit aucun effet.

Natrum muriaticum, si l'animal fait de vains efforts pour fienter, et trépigne des pieds de derrière, en donnant des signes de douleur.

Opium a guéri une vache tellement constipée, qu'on était obligé d'extraire la matière du boyau culier à l'aide d'une spatule ; la fiente était extrêmement sèche et noire, la langue brune, la bouche brûlante, le pouls serré et petit, la tête basse. Dans les momens de repos elle restait étendue par terre sans donner signe de vie. Un cochon mangeait peu, et était extrêmement constipé. Lux lui donna $\frac{5}{0}$ *Opium* ; une heure après il était guéri.

Un autre cochon était également constipé ; ses excrémens étaient durs, et il faisait de grands efforts pour fienter. Lux lui administra $\frac{2}{0}$ *Opium* : même résultat que dans le cas précédent.

Un porc de 6 mois avait cessé de boire et de manger, sa respiration était précipitée, et il était très-constipé. Deux doses $\frac{1}{0}$ *Opium* le rétablirent entièrement.

Vomica lorsque la fiente est dure et en globules, ou recouverte de mucosités.

Kozischek a guéri en 24 heures ; avec $\frac{1}{x}$ *Vomica*, un veau de 6 mois qui avait cessé de boire et de manger, et n'avait pas fienté depuis deux jours.

Un bœuf nouvellement acheté était constipé, mangeait très-peu, et battait des flancs. Kinder lui administra $\frac{3}{15}$ *Vomica* le 29 mars 1835. Le 1.er avril suivant, l'animal avait repris un peu d'appétit, fientait plus facilement ; deux doses de

$\frac{3}{15}$ *Arsenicum* amenèrent une amélioration très-sensible ; mais comme le bœuf battait encore des flancs, son maître le revendit.

Un cheval ne mangeait plus, trainaît les pieds, se roulait, regardait son flanc gauche, et était constipé. $\frac{5}{15}$ *Vomica* le guérirent en 4 heures.

Sepia, spécifique contre le tiraillement des flancs, symptôme qui accompagne rarement les coliques.

Pulsatilla, Antimonium crudum, Arsenicum, Kali sulphuricum, Phosphori Acidum, Helleborus albus, Asarum, Bryonia et *Sulphur* s'emploient contre les coliques avec diarrhée, dans lesquelles les tranchées sont passagères, mais la fièvre d'autant plus violente.

Voyez Diarrhée, Constipation, Indigestion, Vers, Perte de l'appétit.

COLIQUE VERMINEUSE.

Napellus.—L'animal se frappe le ventre avec ses jambes de derrière, s'abat, pioche la terre avec ses jambes de devant, et se regarde le flanc. Il est quelquefois assez difficile de distinguer si ces symptômes sont occasionés par la présence des vers, ou s'ils ont pour cause toute autre affection. La traction des flancs est néanmoins l'indice caractéristique des maladies vermineuses. *Napellus* demande quelquefois à être répété.

Digitalis, } spécifiques contre les ra-
Marum verum, } vages des petits vers.

Cina,
Mercurius sol, } contre les lombrics.

Stramonium, lorsque les douleurs occasionées par les vers vont jusqu'à la fureur.

Ces médicamens dissipent les affections vermineuses aiguës. La cure se complète avec *Argilla,* et principalement avec *Sulphur* répété.

La présence des vers dans les intestins occasione chez les animaux un état morbide qui a beaucoup de ressemblance avec la colique. Cette maladie est de nature psorique, et il ne faut pas croire que les vers puissent être produits dans les intestins par de la paille d'avoine ou de l'eau croupie : car ils ne pourraient prospérer dans le corps d'un animal en santé, et en seraient nécessairement expulsés morts ou vivans. Il est à remarquer que les chevaux mal nourris et les jeunes poulains qui ont été sevrés de trop bonne heure, sont ceux qui sont les plus sujets aux maladies vermineuses. Il faut donc seconder le traitement antipsorique par un bon régime alimentaire.

Les vers intestinaux qui se rencontrent le plus fréquemment dans le corps de animaux, sont : le strongle, les lombrics et les ascarides.

Le strongle est un ver de forme ovale, de six pouces de longueur environ, et de la grosseur d'une plume à écrire ; il a le corps cerclé d'anneaux garnis de petits dards pointus. Il séjourne tantôt dans l'estomac, tantôt dans le boyau culier, et pend quelquefois à la partie extérieure de l'anus. Ces vers rongent les parois de l'estomac lorsqu'ils y sont logés en grande quantité, et occasionent de violentes coliques. Il est assez difficile de reconnaître leur existence dans le corps de l'animal, à moins qu'ils ne sortent de l'anus; néanmoins il y a lieu de croire que l'animal est incommodé de cette espèce de vers lorsque, pendant l'espèce de colique qu'il éprouve, il se frappe le ventre avec les jambes de derrière.

Cina, *Nux vomica* et *Marum verum* ont beaucoup d'efficacité contre les désordres causés par les strongles.

Les lombrics sont de petits vers tout blancs, semblables d'ailleurs aux vers de pluie, qui se tiennent en paquets dans les petits intestins, où ils séjournent souvent en grande quantité. J'ai trouvé une fois, chez un jeune poulain qui avait succombé à des symptômes de colique, l'estomac et tous les intestins entièrement remplis de lombrics. La traction des flancs est le seul signe extérieur auquel on reconnaisse l'existence de ces vers. *China*, *Mercurius solubilis* et *Absynthium* s'emploient avec succès contre les lombrics.

Il existe souvent dans les intestins grêles une espèce de vers blancs de la largeur du doigt et d'un demi-pouce de longueur, mais qui n'occasionent du reste que très-peu de ravages dans le corps de l'animal. On reconnaît leur présence à ce que l'a-

nimal se cambre, surtout après la digestion. Cette·
espèce de vers est plus commune qu'on ne le
pense. Administrez *Valeriana.*

Digitalis et *Ignatia* agissent spécifiquement
contre une espèce d'ascarides à longue queue qui
occasionent chez les chevaux une démangaison
très-vive à l'anus. On emploie *Stramonium* contre
les symptômes de fureur qui se manifestent quelquefois à la suite des affections vermineuses de
cette nature.

Le foie est souvent attaqué par une espèce de
douve dont la présence dans le corps de l'animal
se reconnaît à la couleur jaune des yeux. On a
aussi remarqué que les animaux qui en sont incommodés se reposent de préférence sur la jambe
gauche, qu'ils retirent sous leur ventre. *Graphites,*
Petroleum et *Magnesia muriatica.*

Les symptômes de colique, partie aiguë des maladies vermineuses, une fois dissipés, il faut combattre la disposition morbide qui a favorisé le développement des vers dans les intestins de l'animal.
Le principal remède, à cet égard, est *Sulphur* administré toutes les semaines pendant un mois.
Argilla, lorsque la maladie vermineuse est accompagnée d'inertie des intestins, ce qui s'annonce
tantôt par la diarrhée, tantôt par la constipation,
et dans tous les cas par la difficulté d'évacuer.
Magnesia muriatica, lorsque ce dernier état, et
surtout celui de la constipation, est périodique.

Sepia, lorsque l'exonération est précédée ou suivie de battement des flancs. *Petroleum*, lorsque l'animal incommodé a quelques articulations paralysées.

COLLIER (Blessures ou lésions produites par le).

Arnica, intérieurement et extérieurement.

Chamomilla, contre les chairs luxuriantes.

Arsenicum et *Sulphur*, contre les excroissances fongueuses.

Arnica, extérieurement; *Mercurius* et *Sulphur*, contre les plaies suppurantes du garrot déterminées par la fausse position du collier.

Sulphur ne s'emploie avec succès que lorsque ces plaies sont invétérées.

Bryonia contre les bouffissures à la poitrine, auxquelles sont sujets les jeunes poulains qu'on habitue au joug. Il est bon de combiner ce médicament avec l'application extérieure d'*Arnica*.

CONDYLOMES AU PÉNIS,
CHEZ LES CHIENS.

Condylomin penis canum, médicament isopathique.

CONGESTION DU SANG.

Napellus, Belladona, Vomica.

CONSOMPTION, ATROPHIE.

Arsenicum, China, Vomica.

Un veau mâle de quatre mois et demi se trouvait dans un état de consomption semblable à celui dont les enfans sont quelquefois atteints. Kozischek lui rendit son embonpoint en lui administrant trois fois $\frac{6}{x}$ *Arsenic.* et $\frac{9}{10}$ *China*, alternativement, de dix jours en dix jours.

CONSOMPTION DES OISEAUX DE VOLIÈRE.

Cannabis.

CONSTIPATION.

Albin contre la constipation des chiens.

Napellus. Il est bon d'administrer une dose de ce médicament pour dissiper l'inflammation, qui prédomine toujours dans la constipation. On la fait suivre avec succès de *Vomica*, surtout lorsque les excrémens sont enduits de mucosités, ou de *Pulsatilla* lorsque la constipation alterne avec la diarrhée.

Opium lorsque le boyau culier est tout-à-fait inerte, et l'évacuation nulle. Dans ce cas l'animal reste presque continuellement couché sans manifester de douleur; il a la peau très-brûlante, quoique sèche.

Une vache extrêmement constipée restait presque continuellement couchée sans donner aucun signe de douleur; lorsqu'elle se levait, elle toussotait trois ou quatre fois d'une voix sèche. Elle ne mangeait rien, n'urinait pas. Ses oreilles étaient brûlantes, sa vessie vide, et le peu de matière que contenaient ses intestins, dur et compacte. Cinq à six doses $\frac{4}{3}$ *Opium*, d'heure en heure, dans un morceau de pain, la guérirent entièrement.

Lux a guéri deux cochons constipés avec $\frac{5}{0}$ et $\frac{2}{0}$ *Opium.*

Plumbum, lorsque la constipation est complète, et que l'animal n'a pas fienté depuis plusieurs jours, qu'il se manifeste ou non des symptômes de colique.

Vomica. Kinder et Kleemann guérissent la constipation des chevaux et des bêtes à cornes avec *Vomica.*

CONTUSION.

Arnica, intérieurement et extérieurement, sans retard.

Un cheval robuste, dit M. le docteur Laville de Laplaigne, reçoit à l'écurie un violent coup de pied au jarret de la jambe droite; le crampon de fer qui l'a frappé a fendu le cuir qui recouvre cette articulation dans l'espace d'un pouce et demi. Gonflement extrême de toute l'articulation. Claudication. Le cheval est pansé vingt-quatre heures après l'accident avec *Arnica*, teinture-mère, vingt-quatre gouttes dans un litre d'eau, avec addition d'alcohol, vingt-six gouttes. Répétition de ce pansement pendant six jours, toutes les douze heures. On a administré pendant tout ce temps douze globules par jour, de la sixième dilution, que l'on a placés sur la langue du cheval. Dès le sixième jour la guérison a été parfaite.

CORPS ÉTRANGERS DANS LE SABOT
(INTRODUCTION DE).

On commence par enlever le corps étranger, on lave la plaie avec de l'eau arniquée, on administre intérieurement une ou deux doses *Arnica*, et l'on enveloppe la partie lésée d'un linge pour empêcher l'ordure d'y pénétrer.

Napellus, et surtout *Squilla*, lorsque l'inflammation est très-vive.

COURBATURE.

Napellus, *Dulcamara*, *Vomica*, *Toxicodendron*, *Opium*, *Arnica*, *Cannabis*.

Un cheval, dit Lux, était revenu de voyage tellement courbatu, qu'on avait été obligé de le pousser pour lui faire franchir le seuil de l'écurie. Aussitôt rentré, il s'était jeté avec avidité sur la litière, et en avait mangé, avec les excrémens qui y étaient mêlés. Son pouls était lent. Je ne pouvais croire qu'il fût atteint du vertigo ou de la fourbure, lorsque j'appris qu'il était parti à jeun, et n'avait rien mangé depuis long-temps, ce qui me confirma dans l'idée que son mal n'était autre chose qu'une congestion à la tête et une grande tension des extrémités. Je lui donnai en conséquence $\frac{24}{0}$ *Napellus*. Le surlendemain je le montai pour faire une petite course.

Un cheval de carrosse était également courbatu et échauffé à la suite d'une longue course: il avait la diarrhée, son pouls était accéléré, et sa respiration rapide. Le même homœopathe le guérit complètement avec $\frac{1}{15}$ *Napellus*.

Un cheval de selle courbatu avait cessé de manger. Il levait les jambes les unes après les autres, probablement par l'effet d'un tressaillement spasmodique. Son pouls n'était point accéléré, mais faible. On lui donna le matin $\frac{5}{0}$ *Napellus*; le soir le pouls était meilleur, et l'animal mangea du foin. $\frac{8}{0}$ *Dulcamara* lui furent administrés. Le lendemain il mangea comme à l'ordinaire, mais lentement, et il ne remuait plus les jambes. Le jour suivant il mangeait encore avec lenteur, mais $\frac{5}{15}$ *Vomica* fit cesser ce dernier symptôme.

Toxicodendron, $\frac{4}{0}$, soir et matin, ont rétabli en deux jours un cheval de trait qui, à la suite d'un travail pénible, avait cessé de manger, refusait de tirer, et gémissait à chaque mouvement de conversion.

Opium. Un cheval de quatre ans, peu habitué au travail, avait fait en un jour onze lieues sans être couvert, et but, en rentrant, un demi-seau d'eau. Il ébrouait fortement; son pouls était pe rapide, mais tremblant; ses oreilles étaient froides et ses flancs agités. Il suait sous la couverture Lux lui administra $\frac{10}{0}$ *Opium*, le laissa deux heure sans boire ni manger, et ne lui donna le soi qu'une petite quantité de foin. Le lendemain l'a nimal fut parfaitement rétabli.

Vomica. Deux chevaux attachés ensemble dan une prairie, s'étaient embarrassés dans la chaîn en buvant dans une mare, et y étaient tombé tous les deux. Quand on les en retira, leurs jambe se trouvèrent aussi raides que du bois, mais san enflure. Les glandes du larynx étaient gonflées les excrémens durs, noirs et rares, la soif ardente et accompagnée d'inappétence. *Nux vomica*, deux fois par jour dans du pain, rétablit com plètement les deux animaux en six jours.

COURBE.

La courbe est le gonflement du tibia. C'est un tumeur située à l'extrémité latérale de cet os, prè de la jointure du jarret, un peu plus haut qu l'éparvin; elle est plus étroite dans sa partie supé rieure que dans sa partie inférieure, ce qui lu donne la forme d'une poire coupée en deux. C gonflement gêne le mouvement de l'animal à mesur qu'il augmente, de manière à le rendre impropr au service.

Arnica, Conium ou *Symphytum* s'emploient avec succès lorsque la courbe provient d'une cause externe, telle qu'une contusion; mais lorsqu'elle a son principe dans un vice intérieur, il faut administrer *Acidum phosphoricum, Sulphur, Angustura* ou *Ammonium carbonicum.*

Voyez l'article Exostose.

COURONNE (Atteinte a la).

Arnica, intérieurement et extérieurement. On commence par laver la plaie avec de l'eau fraîche, on y pratique des lotions d'eau arniquée, et on l'enveloppe pour empêcher les corps étrangers d'y pénétrer.

COURONNE (Fistule a la).

Lachesis agit spécifiquement contre cette espèce de fistule, qui est très-opiniâtre, et qui est la suite d'une atteinte à la couronne négligée. Elle peut durer des années. L'animal ne s'appuie que sur la pointe du pied, et boîte surtout lorsqu'on le met au trot. Le mal est facile à reconnaître : c'est une tumeur qui se forme ordinairement à la paroi interne de la couronne, et dont le centre donne écoulement à une matière fétide et sanieuse. On peut pénétrer avec la sonde à un ou deux pouces dans l'ouverture de la fistule. Les jambes sont plus ou moins enflées au-dessus de l'articulation de la cheville.

CRACHEMENT DE SANG.

Voyez Hémoptysie.

CROUP.

Voyez Angine.

CROUTES DE LAIT.

Dulcamara, Hell. albus, Iodium, Pulsatilla, Sulphur.

Cette éruption est particulière aux jeunes veaux. Ce sont de petites pustules blanches qui se forment autour de la bouche, du nez, des yeux et des oreilles, presque jamais au cou ni dans les autres parties du corps. Elles commencent par suinter, se dessèchent ensuite, et finissent par former des croûtes farineuses. Cette affection n'est point dangereuse en elle-même; mais lorsqu'elle se prolonge, le poil tombe, et l'animal semble recouvert d'une pâte blanche tirant sur le bleu; les croûtes qui se détachent sont remplacées par de nouvelles, qui occasionent un prurit plus ou moins violent; l'animal s'affaiblit graduellement, et finit par périr. L'étable qui a renfermé des veaux attaqués de cette maladie, en demeure infectée pour plusieurs années.

Dulcamara, $\frac{4}{1}$, administrée une fois par jour, fait tomber les petites plaques rondes et blanchâtres qui caractérisent cette éruption. Il est rare qu'il soit nécessaire d'alterner *Dulcamara* avec $\frac{4}{6}$ *Helleborus.* Il n'y a pas de cas qui résiste à ces deux médicamens alternés à quatre jours d'intervalle. Néanmoins lorsque l'éruption a disparu, il est bon de donner quelques doses de soufre pour détruire le mal dans son principe.

Une dose *Iodium* est nécessaire lorsque l'animal ne profite pas d'une manière sensible, tout en mangeant beaucoup.

Pulsatilla, s'il y a perte d'appétit.

CYSTOSPASME ou SPASME DE LA VESSIE.

Hyosciamus, Sabina. Une génisse appartenante à madame la comtesse de Pfeil, était attaquée d'un violent accès de crampe à la vessie. On la regardait comme perdue, lorsqu'un vétérinaire homœopathe lui administra $\frac{10}{v}$ *Hyosciamus.* Elle urina immédiatement, et tous les symptômes alarmans disparurent.

Une vache qu'un cultivateur avait achetée à une foire, avait fait sept lieues sans uriner. Elle était échauffée, et l'on ne pouvait s'en rendre maître. Elle se mettait de temps en temps en posture d'uriner, mais inutilement, et paraissait éprouver de vives douleurs. On appela un vieux berger, qui l'examina, et déclara qu'elle était attaquée de spasme à la vessie; il prit aussitôt une poignée de feuilles et de tiges vertes de sabine, les pila, en exprima le jus, le mélangea avec deux verres d'eau-de-vie et quatre verres d'eau pure, secoua la mixtion, et fit avaler le tout à l'animal. La vache beugla d'abord d'une manière effrayante, mais au bout de quelques minutes elle rendit une grande quantité d'urine, et se releva entièrement guérie.

D.

DARTRES.

Toxicodendron, contre les dartres sèches ; *Graphites* et *Mercurius* contre celles qui suintent.

Un des chevaux de selle de madame la comtesse de *** était incommodé, depuis plusieurs années, d'une éruption de pustules brunes, dartreuses, qui se formait l'été, au dessus de la queue. L'animal s'écorchait en se frottant, de sorte que cette partie n'était qu'une plaie pendant plusieurs mois de l'année. On lui administra $\frac{6}{1}$ *Graphites*, et l'on répéta la dose tous les six jours pendant cinq semaines. Au bout de deux mois tout le corps de l'animal fut envahi par une éruption de petites verrues brunes et purulentes. Lorsque cette éruption fut passée, il se forma entre les jambes antérieures et sous le ventre de l'animal, des nodosités glanduleuses de la grosseur du poing. $\frac{10}{10}$ *Mercu-*

rius vivus suffirent pour la résoudre. L'été suivant l'affection dartreuse ne se remontra point, et ne s'est point renouvelée depuis, quoique cette cure date déjà de plusieurs années.

DÉHANCHÉ (Animal).

Arnica, lorsque l'accident provient d'une lésion extérieure, par exemple, de l'extension ou de la foulure de l'articulation de la hanche.

Napellus, lorsqu'il a pour principe une cause intérieure, par exemple, un rhumatisme ou la goutte.

Vomica, contre la raideur et la tension du mouvement.

Toxicodendron, lorsque la déhanchure provient d'un effort.

Un cheval boitait de la jambe droite. Comme le mouvement ne diminuait en rien la claudication, Lux en conclut que ce n'était point un rhumatisme, mais la suite d'une contusion. Il administra $\frac{10}{0}$ *Arnica*, et l'animal fut guéri.

Oheimb a également guéri avec *Napellus* $\frac{10}{0}$ un cheval déhanché, chez lequel l'os de la hanche droite était déjà plus bas que celui de la hanche gauche.

Une vache, dit Lux, boitait depuis l'automne, et évitait, dans l'écurie, de s'appuyer sur la jambe malade. Du reste la claudication n'était pas continuelle, et l'on n'y voyait rien extérieurement. Je reconnus un rhumatisme, et j'essayai *Napellus* $\frac{10}{30}$ le 27 avril 1833. Le 4 mai suivant aucune amélioration; nouvelle dose *Napellus* $\frac{10}{18}$. Le 18 l'animal posait le pied ; j'administrai $\frac{10}{0}$ *Napellus*. Le 25 du même mois la claudication avait entièrement cessé.

Un cheval de labour avait passé la jambe par dessus le licou : il était resté suspendu, et s'était abattu. Les cuisses avaient été évidemment lésées, et il en était résulté une claudication assez grave. On appliqua du miel sur la plaie qui s'était formée au paturon, et l'on administra intérieurement, soir et matin, $\frac{4}{1}$ *Toxicodendron*. L'animal fut rétabli au bout de trois jours.

DÉMANGEAISON, PRURIT.

Nous ne nous occuperons pas, dans cet article, de la démangeaison occasionée par la vermine (voyez les mots POUS, INSECTES, etc.), mais seulement de celle qui a pour cause un vice morbide intérieur. Les animaux qui en sont incommodés, aiment à se frotter contre les corps durs, la douleur qu'ils éprouvent devient quelquefois assez violente pour les rendre comme furieux. Leur poil est ordinairement sec, et il se forme de petits boutons sous la peau.

Sulphur, trois doses de $\frac{6}{x}$ chacune tous les jours.

Il est rarement nécessaire de lui adjoindre d'autres médicamens.

Scabiesin hominum a montré une efficacité merveilleuse dans un cas où tous les autres médicamens avaient été employés en vain. Le poil était d'une aridité extraordinaire. Ce médicament possède à un plus haut point que tout autre remède, et même que toute autre espèce de *Scabiesin*, la propriété de rétablir l'activité de la peau. Dans d'autres circonstances où le poil n'était pas aussi sec, il dissipa également le prurit, mais il développa une éruption opiniâtre qui ne céda qu'à plusieurs doses de *Sulphur*. Ces faits prouvent que *Sulphur* est un remède souverain pour détruire le principe de la gale, quoique dans la plupart des cas il exige le concours d'autres médicamens.

Muriaticum Acidum, chez les animaux qui suent très-rarement.

Kali carbonicum, chez les sujets qui suent facilement et abondamment.

Bryonia, contre le prurit cutané occasioné par un refroidissement.

Elle a guéri un veau incommodé de démangeaison par tout le corps à la suite d'une chute dans l'eau. Ce médicament était indiqué par un frisson fébrile, et le gonflement des articulations.

Napellus dans plusieurs cas analogues, où l'affection avait pour cause un refroidissement. Le prurit était accompagné d'une espèce de paralysie du train de derrière.

Arsenicum a dissipé un prurit violent survenu à la suite d'une tympanite.

OBSERVATION. — La cachexie tuberculeuse régnait dans l'étable où ces derniers cas se sont déclarés. Il est à remarquer que l'arsenic est le seul médicament qui ait réussi dans cette étable contre le prurit.

Sassaparilla, dans un cas où le seul symptôme était une induration de la peau.

Ipecacuanha, lorsque l'animal perd l'appétit à des intervalles périodiques, est sujet au frisson, et a de temps en temps la diarrhée.

Helleborus albus a été employé avec succès dans un cas où les yeux étaient troubles, et où il y avait une légère épaulure.

Agaricus, dans un cas où il y avait une grande quantité de petits boutons sous la peau, et en même temps une légère ophthalmie.

Phosphori Acidum, lorsque la peau est toute rouge.

Sepia, lorsqu'elle s'écaille.

Lycopodium et *Muriaticum Acidum*, lorsque le poil se détache par endroits.

Toxicodendron et *Sepia* ont de l'efficacité dans beaucoup de cas.

Belladona, chez une jument dont le poulain

avait été sevré depuis peu de temps, et dont les vaisseaux lactés étaient gonflés.

DENTS (Ebranlement des).

Carbo vegetabilis est un remède souverain contre cette incommodité assez commune chez les bêtes à cornes, et dont le principe n'est pas encore bien connu. L'animal dont les dents vacillent, écume, et mange très-lentement. *Carbo vegetabilis* suffit presque toujours à lui seul pour raffermir les dents.

Belladona, comme médicament intermédiaire, lorsque l'animal, outre les symptômes qui précèdent, a les yeux rouges et le regard fixe.

Mercurius solubilis, lorsqu'il y a salivation abondante.

Staphysagria a réussi dans plusieurs cas où l'animal témoignait de la douleur lorsqu'on lui touchait les gencives.

Sulphur. Ce médicament, répété à de courts intervalles, produit un effet très-prompt.

Schmager rapporte guérir en peu de temps le vacillement des dents chez les bêtes à cornes avec *Mercurius vivus.*

DIABETÈS.

Voyez Urine.

DIARRHÉE.

Antimonium crudum, tantôt contre la diarrhée, tantôt contre la constipation, mais principalement lorsque l'animal manifeste de la répugnance pour la nourriture.

Arsenicum. On en obtient de bons effets dans la plupart des diarrhées, quels qu'en soient les symptômes, mais surtout lorsque la matière est si aqueuse, qu'elle s'échappe en forme de jet.

Asarum, lorsque les excrémens sont liquides, et mélangés de mucosités rougeâtres, ou lorsqu'elle survient après que l'animal a mangé.

Bryonia s'applique indifféremment à la diarrhée et à la constipation, lorsqu'il y a gonflement tensif des articulations.

Camphora. Une vache, dit Lux, avait le dévoiement. Le 29 juillet 1828 je lui donnai $\frac{3}{0}$ *Rheum;* le 5 août, point d'amélioration; les flancs étaient même ballonnés. J'administrai $\frac{6}{0}$ *Napellus;* le 9, n'ayant obtenu aucun résultat, j'essayai $\frac{10}{0}$ *Chamomilla;* le 23, aucun changement dans les symptômes. Je donnai alors $\frac{40}{0}$ *Camphora* de 12 heures en 12 heures. Au bout de deux jours, guérison complète.

Chamomilla, lorsque le ventre est ballonné, et que les excrémens sont liquides et peu abondans, surtout chez les veaux.

China, lorsqu'il y a abattement.

Colocynthis, dans un seul cas, celui où il survient des symptômes de colique.

Dulcamara, lorsqu'il se manifeste des symptômes d'affection des glandes, et que la diarrhée provient d'un refroidissement.

Helleborus, si la diarrhée est accompagnée de vomissement, d'abattement et de sueur froide.

Ipecacuanha, lorsque les excrémens sont abondans, clairs, quelquefois mélangés de sang, et qu'ils exhalent peu d'odeur. On emploie aussi *Ipecacuanha* dans la plupart des cas chroniques.

Kali sulphuricum. — Excrémens liquides et grand abattement.

Magnesia muriatica. — Evacuation de matière diarrhéique en petite quantité, avec symptômes de violentes coliques.

Mercurius vivus, chez les porcs et les animaux attaqués de la maladie connue vulgairement sous le nom de *merde blanche.*

Oleander, quand la matière diarrhéique est aussi claire que de l'eau.

Napellus. Un cheval était depuis long-temps incommodé d'une diarrhée qui, sans être continuelle, se manifestait plusieurs fois par semaine. $\frac{10}{25}$ *Napellus* la firent cesser.

Un veau attaqué de la diarrhée, dit Kinder, avait le corps raide, les yeux enfoncés dans leur orbite, les paupières gonflées, et la bouche pleine de matières muqueuses. Ses excrémens étaient gris-blanchâtres. Je lui administrai $\frac{3}{5}$ *Rheum* le 20 mars 1834; le 21, les symptômes n'ayant rien perdu de leur intensité, nouvelle dose $\frac{2}{15}$ *Napellus*. Le 23, légère amélioration; le veau s'était remis à teter, mais la diarrhée continuait. Le lendemain, guérison complète. J'avais administré *Napellus* parce que l'examen des entrailles de plusieurs veaux qui avaient succombé à cette maladie, m'avait montré que les poumons et les intestins étaient attaqués de la gangrène.

Pulsatilla, contre le symptôme accessoire du froid des pieds, lorsque la fiente est claire et fétide, et que l'animal a perdu l'appétit.

Kozischek a guéri, pendant l'hiver de 1835, 50 agneaux dont la diarrhée présentait ces symptômes, en leur donnant $\frac{3}{IV}$ *Pulsatilla.*

Rheum, lorsque la diarrhée survient pendant la nuit, et que les excrémens sont mous, abondans, et s'échappent sans douleur.

Une belle vache de huit ans était attaquée d'une diarrhée si violente, et dont la matière était tellement aqueuse, qu'elle jaillissait à une grande distance; l'animal mangeait peu, se tenait accroupi, et tournait souvent les yeux vers ses flancs. Bethman, après avoir essayé plusieurs médicamens sans succès, lui administra $\frac{1}{2}$ *Rheum.* Au bout de quelques heures la vache recouvra sa tranquillité, et les évacuations devinrent moins fréquentes. Le lendemain la dose fut répétée, et le troisième jour l'animal fut guéri.

Sulphur et *Tabacum* conviennent surtout pour les jeunes poulains. Dans beaucoup de pays les cultivateurs, pour guérir les veaux de la diarrhée, leur attachent un ruban soufré à la queue. Une goutte de soufre préparée homœopathiquement produit le même résultat, et d'une manière plus prompte et plus certaine.

Sulphur, Phosphorus, Petroleum, Magnesia carbonica, Dulcamara, Calcarea acetica, Bryonia et *Acidum phosphoricum* s'emploient dans les cas de diarrhées chroniques.

Diarrhée des oies. *Rheum, Cina.*

Diarrhée des veaux ou diarrhée de lait. *Pulsatilla.*

DOUVE ou FASCIOLE HÉPATIQUE.

On a toujours considéré la présence de la douve dans les canaux biliaires comme un symptôme accessoire ou une suite de la cachexie aqueuse; mais il n'en est pas ainsi: elle constitue une affection particulière qui attaque les bêtes à cornes et les moutons, et se propage héréditairement. L'animal qui en est incommodé baisse la tête, a l'air triste, et n'a plus d'appétit; il a les yeux à demi fermés et larmoyans, la conjonctive infiltrée, la cornée opaque d'une couleur jaunâtre; le nez, l'épiderme

de la bouche, les gencives et la langue pâles et
fétides. Ses dents vacillent; ses excrémens sont
blancs, fétides, mais par globules assez volumineux. Sa respiration devient de plus en plus
gênée, et la fièvre de plus en plus violente; il
maigrit, et montre une grande sensibilité à la région du foie. Ses extrémités se glacent; son ventre
se ballonne; et il meurt d'épuisement, avec des
symptômes analogues à ceux de la pourriture.

Fasciolin, remède isopathique de la fasciole.

Graphites, Lycopodium, médicamens principaux.

Melampodium, lorsque la respiration est gênée,
symptôme d'hydropisie de poitrine.

Mercurius solubilis, si les excrémens sont
blancs et fétides.

Napellus, Bryonia, Natrum muriaticum et
Carbo vegetabilis, lorsque la fièvre prend de l'intensité.

DYSSENTERIE.

Cette maladie, à laquelle tous les animaux domestiques sont sujets, surtout les bêtes à cornes,
les moutons et les chiens, n'est qu'une diarrhée
très-forte dans laquelle les matières stercorales
sont sanglantes. Elle se traite comme la diarrhée.

DYSSENTERIE DES VEAUX.

Les veaux sont sujets à une espèce de diarrhée qui dégénère facilement en dyssenterie, et qui s'annonce par une évacuation fréquente et abondante de matières jaunes, vertes ou blanchâtres. Les veaux qui en sont incommodés ne veulent pas teter, et maigrissent de plus en plus.

DYSURIE ou DIFFICULTÉ D'URINER.

Hyosciamus, Napellus, Arnica, Nitrum.
Voyez INFLAMMATION DE LA VESSIE.

E.

EAUX AUX JAMBES.

On donne ce nom à une maladie externe, le plus souvent chronique, quelquefois inflammatoire et contagieuse, mais jamais aiguë, qui s'annonce par un léger engorgement de la couronne, du paturon ou du boulet; une douleur plus ou moins vive qui excite l'animal à lever les jambes très-haut, même à se renverser de côté lorsqu'on les lui touche; un écoulement d'une humeur sanieuse et âcre. L'engorgement se propage le long de l'extrémité; l'écoulement devient plus abondant; l'humeur est plus épaisse, plus corrosive, sent très-mauvais, rend le tissu du sabot mou et spongieux, et y fait naître des fics. Les poils se hérissent, tombent, et laissent voir la peau, d'une couleur tantôt livide, tantôt blanchâtre, parsemée de vésicules renfermant l'humeur, qui découle abondamment et goutte à goutte; les plis du paturon s'excorient; il en résulte des crevasses quelquefois très-profondes; l'humeur devient purulente, et d'une âcreté qui porte aux yeux; l'animal dépérit insensiblement, quoique avec beaucoup d'appétit. Les extrémités postérieures sont plus fréquemment attaquées que les antérieures.

Les chevaux sont plus sujets à cette maladie que les bêtes à cornes.

Podopyonin equorum, médicament isopathique.

Thuja, spécifique, surtout lorsqu'il y a des fics. Il faut répéter la dose deux fois par jour chez les bêtes à cornes.

Melampodium, surtout chez les bêtes à cornes, lorsqu'elles bavent.

Le plus âgé des quatre chevaux d'un maréchal était incommodé d'eaux aux jambes; on avait employé sans succès les lotions de vitriol, etc.; le mal n'avait fait que s'aggraver, et avait fini par se communiquer aux trois autres chevaux. Il s'était formé au paturon des crevasses bleuâtres, dont suintait une humeur fétide; les jambes de derrière étaient excessivement gonflées. J'administrai à chacun de ces animaux $\frac{3}{4}$ *Melampodium*, trois fois par jour, sans rien changer à leurs occupations ni à leur régime alimentaire. Au bout de quatorze jours le propriétaire me les amena pour me montrer qu'ils étaient parfaitement guéris.

Sulphur, Mercurius solubilis, Silicea, surtout lorsque la maladie a déjà fait beaucoup de progrès.

Arsenicum. Genzke cite la cure suivante, où ce médicament lui a réussi : Je fus appelé, dit-il, pour traiter un cheval atteint d'eaux aux jambes, à la suite d'un voyage qu'il avait fait, par un temps humide, dans des chemins boueux et argileux. En l'examinant, je reconnus une tuméfaction tendue et érysipélateuse de l'articulation du boulet, accompagnée de gonflement des tendons du tibia; de petites excroissances de la nature des pustules, laissaient suinter une sanie jaunâtre qui collait les poils, et formait, en séchant à l'air, des croûtes volantes qui se détachaient au toucher. L'animal manifestait une grande sensibilité lorsqu'on portait la main à la partie affectée; il boitait, et évitait de plier l'articulation du boulet; le fourreau était aussi gonflé. *Arsenicum* me parut le médicament le mieux approprié à ces divers symptômes; j'en donnai tous les deux jours six gouttes p. ds. 3.ᵉ dilution, et je fis entretenir les jambes en état de propreté par des lotions d'eau tiède. Au bout de six jours le gonflement et les autres symptômes caractéristiques avaient disparu.

Secale alterné avec *Arsenicum* a produit un effet salutaire dans un cas très-grave, où la chair tombait par lambeaux. Ces médicamens ne peuvent néanmoins être considérés que comme intermédiaires, la guérison des bêtes à cornes devant se compléter par *Thuja*.

ÉCHINOPHTHALMIE.

Voyez OPHTHALMIE.

ÉCHYMOSE.

Arnica, extérieurement et intérieurement.

ÉCORNEMENT.

Arnica, employée intérieurement et extérieurement. Après avoir étanché le sang, on lave la plaie avec de l'eau fraîche, et l'on y applique une compresse d'eau arniquée. Le régime interne consiste à administrer à l'animal plusieurs doses d'arnica, en ayant égard à sa force et à la gravité du mal.

Arnica et *Squilla*. Quand un animal a été écorné, on parvient souvent à réparer cet accident en replaçant la corne, et en attachant l'animal à un pieu, de manière qu'il ne puisse faire aucun mouvement. On voit souvent des cornes tombées depuis quelque temps, et déjà froides, se rétablir

et croître après avoir été replacées, pourvu qu'on
ait pris la précaution de les chauffer légèrement,
et de les fixer avec solidité. *Squilla,* alternée avec
Arnica, est dans ce dernier cas un remède souverain. *Squilla* s'administre intérieurement par
globules , tandis qu'on applique extérieurement
l'arnica, par compresse, comme nous l'avons dit
plus haut.

Si la coalescence ou reprise de la corne tombée n'a pas lieu (ce dont on s'aperçoit dans les
vingt-quatre heures), on l'enlève, et l'on entoure
le chicot d'une compresse d'eau arniquée que l'on
humecte de temps en temps ; on administre *Squilla*
intérieurement par globules.

ENCASTELURE.

L'encastelure n'est autre chose que la rétraction
de la partie supérieure de la muraille du sabot du
cheval du côté des talons. Elle provient souvent
de conformation, mais elle peut être produite
par divers accidens, tels que l'effort de l'os de la
couronne avec l'os du pied, la dessolure trop fréquente, etc.

Sulphur et *Sepia*, médicamens principaux.

Squilla, comme médicament intermédiaire.
(*Squilla* est d'un grand secours dans presque
toutes les affections du sabot.)

Toxicodendron, lorsque l'encastelure est très-
douloureuse.

Thuja, à plusieurs doses, a guéri l'encastelure chez un cheval qui avait été atteint auparavant d'eaux aux jambes chroniques; *Squilla* a complété la guérison. Ces deux médicamens n'ont, au contraire, produit aucun effet chez un cheval qui avait eu auparavant une éruption à la tête; ce cas n'a cédé qu'à *Sulphur* et *Sepia*.

ENCLOUURE.

Lorsqu'un clou ou tout autre corps aigu s'est introduit dans la sole ou la fourchette, il faut l'arracher avec précaution, de peur qu'il ne se brise dans le pied, et panser la plaie avec des compresses imbibées d'eau arniquée. Si l'on craint qu'il ne s'y soit amassé du pus, et qu'il n'attaque la corne, il faut agrandir l'ouverture pour lui donner issue; et verser dans le trou une ou deux gouttes de teinture d'*Arnica*. Ce médicament doit aussi être administré intérieurement.

Si l'enlèvement du fer n'a pas fait découvrir le siége de l'enclouure, on serrera avec une pince tous les points de la circonférence du pied, et l'on remarquera celui où la pression fait faire au cheval un mouvement convulsif.

ENKYSTÉE (Tumeur).

Calcarea carbonica, principalement lorsque la tumeur enkystée est dépourvue de poils.

Graphites, à doses répétées, lorsque le remède précédent est impuissant.

ENTÉRITE ou INFLAMMATION DES INTESTINS.

L'entérite, qui a beaucoup de ressemblance avec certaines espèces de colique, est la suite d'un refroidissement ou l'effet d'un mauvais régime alimentaire. Elle est ordinairement accompagnée de constipation, quelquefois de diarrhée, et se traite avec succès lorsque l'inflammation n'a pas fait trop de progrès. Les chevaux y sont plus sujets que les bêtes à cornes.

Cette maladie se reconnaît aux symptômes suivans : l'animal a perdu l'appétit, mais il est tourmenté par une soif ardente ; il a le pouls dur et rapide ; la respiration accélérée ; les flancs agités ; les yeux rouges et proéminens ; la bouche brûlante ; les extrémités tantôt chaudes, tantôt froides. Il se tient le dos courbé ; se regarde souvent le ventre ; trépigne ; s'abat ; se roule ; se relève en sautant ; gratte la terre avec ses pieds de devant, et se frappe le ventre avec ceux de derrière. Les accès se renouvellent à de courts intervalles ; l'animal gémit, gronde, grince des dents, et manifeste une vive douleur au toucher. Son ventre se ballonne ; une sueur d'anxiété l'inonde ; enfin à ces symptômes succède un calme apparent, indice que l'inflammation a dégénéré en gangrène, et l'animal ne tarde pas à crever. Un signe carastéristique de l'entérite, c'est que les évacuations sont fréquentes et peu abondantes dans le commencement de la maladie, et qu'elles cessent tout-à-fait dès que le mal a déjà fait quelques progrès.

Napellus, répété à de courts intervalles, est remède éprouvé contre l'entérite.

Une vache pleine était attaquée d'une entérite accompagnée de constipation; toutes les ressources de l'allopathie n'avaient pu arrêter les progrès du mal. Schmager administra *Napellus*, de deux heures en deux heures, pendant vingt-quatre heures, et fit donner à la vache un lavement d'eau tiède. Peu de temps après la première dose la vache recommença à ruminer; vers le soir elle mangea; le lendemain matin elle fienta comme à l'ordinaire, seulement ses excrémens exhalaient une odeur fétide extraordinaire; enfin, quelques heures après elle fut entièrement guérie.

Arsenicum, lorsque *Napellus* n'a pas suffi pour dissiper l'inflammation, ou qu'il se manifeste de la douleur. Il faut quelquefois alterner ces deux médicamens. *Arsenicum* est surtout approprié au cas où la maladie provient d'un mauvais régime alimentaire, ou de ce que l'animal a bu froid, ayant chaud.

Chamomilla, comme médicament intermédiaire, lorsque le ventre de l'animal est ballonné.

Mercurius vivus, Napellus, Arsenicum, contre l'entérite des bêtes à laine.

Toxicodendron, lorsque le cheval se regarde souvent le flanc.

Vomica et *Bryonia,* lorsque la constipation continue après la disparition des symptômes inflammatoires.

Voyez INFLAMMATION D'ESTOMAC et COLIQUES.

ENTORSE.

Arnica, intérieurement et extérieurement.
Voyez BOULET.

EPARVIN.

On distingue trois sortes d'éparvin : l'éparvin sec, l'éparvin de bœuf, et l'éparvin calleux.

On désigne sous le nom d'*éparvin sec* une maladie extérieure dont l'effet est de susciter une flexion convulsive et précipitée de la jambe du cheval qui en est attaqué, au moment où elle entre en action pour se mouvoir. On s'en aperçoit dès les premiers pas que fait l'animal et jusqu'à ce qu'il soit échauffé : alors il n'est presque point visible, à moins que le mal ne soit parvenu à une certaine période caractérisée par l'action continuelle de la jambe, qui happe toujours. Cette maladie n'existe point dans l'articulation du jarret, mais dans les muscles mêmes qui servent au mouvement de flexion, ou dans les nerfs qui y aboutissent. Si le cheval paraît boiter au bout d'un certain temps, la claudication ne peut point être l'effet de cette affection, mais de quelques autres maladies qui surviennent ordinairement au jarret fatigué par la continuité de l'action forcée qui résulte de la flexion convulsive dont il s'agit.

L'éparvin de bœuf est une tumeur humorale qui occupe, chez le bœuf, presque toute la partie latérale interne du jarret. Cette tumeur est produite dans cet animal par des humeurs lymphatiques arrêtées dans les ligamens de l'articulation du jarret avec le tibia ou l'os qui forme la jambe. Elle est molle dans son origine; mais elle se durcit par suite du séjour de l'humeur qui l'occasione, et qui devient insensiblement plâtreuse. Le bœuf ne boite jamais dans le principe de ce mal, mais seulement à mesure que la tumeur s'accroît et durcit.

L'éparvin calleux est la seule tumeur qui devrait être regardée comme éparvin chez le cheval. La tumeur est calleuse, et a son siége dans l'os même, et à la partie du canon que les anciens appelaient éparvin, c'est-à-dire à la partie latérale interne et supérieure de ce même os.

L'éparvin ne doit pas se confondre avec la COURBE : le siége de l'un et de l'autre sont bien différens; celle-ci occupe la partie inférieure interne du tibia, et celui-là la partie supérieure interne du canon.

On donne aussi quelquefois le nom d'éparvin sanguin à une tumeur produite par le développement des veines des cuisses.

Toxicodendron, Arnica, Silicea.

Dans la première période, dit Genzke, celle où la partie est enflammée, gonflée, chaude et douloureuse, j'administre avec succès *Toxicodendron*, 6.e puissance, que je répète tous les quatre ou cinq jours. *Arnica*, 1.re ou 2.e puissance, administrée intérieurement à raison d'une dose par jour, me paraît néanmoins préférable, pourvu qu'on ait soin d'appliquer en même temps ce médicament à l'extérieur sous forme de lotion. Mais dès que la première période est passée, et qu'il y a exsudation, induration ou anchylose, il ne faut guère espérer d'amélioration. *Silicea* $\frac{4}{v}$ a fait, dans un cas, cesser la claudication au bout de huit jours; mais ce n'est là qu'un fait isolé; l'action de ce médicament demande à être étudiée et constatée par une série d'expériences positives.

Mercurius solubilis fait aussi cesser la claudication; mais il est surtout efficace lorsque la peau est adhérente. Il faut quelquefois l'alterner avec *Toxicodendron*.

Pulsatilla, lorsque l'animal manifeste de la douleur au toucher.

Ledum s'emploie avec succès pour réduire les nodosités d'éparvin.

ÉPAULES (DISTENTION DES MUSCLES DES).

Toxicodendron.

Un cheval de labour attelé à une voiture de foin s'était embourbé dans un marais, et avait fait de violens efforts pour s'en retirer. Il en était résulté une forte distention des ligamens huméraux : l'animal traînait les deux jambes de devant comme s'il n'eût pu les faire avancer ; les muscles de l'omoplate étaient très-douloureux au toucher. $\frac{4}{1}$ *Toxicodendron* soir et matin, dans du pain, dissipèrent la douleur et la paralysie en quarante-huit heures.

ÉPAULURE.

Ferrum metallicum, lorsque l'épaulure est invétérée, ou tient de la nature du rhumatisme.

Toxicodendron, lorsque l'épaulure provient de ce que l'animal a glissé, sauté, ou fait un effort en tirant. Ce médicament, alterné avec *helleborus albus*, a guéri en très-peu de temps une épaulure invétérée.

Arnica, intérieurement et extérieurement, lorsque le mal provient d'un coup ou d'une contusion. Il est bon d'en administrer une dose lorsque la toux survient pendant le traitement.

Napellus, comme médicament intermédiaire, lorsqu'il y a de l'inflammation, et qu'elle résiste à un remède indirect. Il a réussi dans un cas où l'épaulure provenait d'un refroidissement.

Le 27 décembre 1853 on m'annonça qu'un de mes chevaux boitait; l'ayant examiné, je reconnus qu'il était atteint d'une épaulure rhumatismale; je lui donnai $\frac{10}{V}$ *Napellus*. Le surlendemain, amélioration très-sensible. Le 31 la claudication était presque nulle; enfin le 2 janvier suivant l'animal fut parfaitement rétabli.

Symphytum, intérieurement et extérieurement, lorsque la pelle est lésée : car ce médicament a plus d'efficacité qu'*Arnica* contre les affections des os.

Petroleum. Schweikert a guéri en très-peu de temps avec arnica suivie, au bout de trois jours, d'une goutte *Petroleum* dans une pincée de farine, une épaulure qui avait résisté pendant huit jours aux efforts de l'allopathie.

ÉPILEPSIE.

Napellus. — *Belladona* dès l'apparition des premiers symptômes. — *Cina*.

Un petit cochon de trois mois était épileptique, et avait cessé de manger. Quand l'attaque le prenait, il grinçait des dents, et rejetait la tête en arrière ou la baissait en avant. Il mâchait en outre continuellement, et bavait. Lux le guérit avec $\frac{2}{15}$ *Belladona*.

Cette maladie n'attaque guère que les jeunes cochons et les chiens, lorsqu'ils ont mangé des alimens poivrés. *Cina,* $\frac{1}{10}$, produit dans tous les cas un effet prompt et salutaire.

Absinthium réussit toujours très-bien pour les porcs.

ÉPOINTÉ, ÉREINTÉ (Animal).

Toxicodendron, alterné avec *Arnica,* cette dernière appliquée intérieurement et extérieurement, lorsque l'épointure a pour cause une lésion extérieure.

Lorsque l'épointure est invétérée et très-opiniâtre, on doit employer les médicamens suivans, et les administrer en suivant l'ordre dans lequel ils sont placés.

Arnica, durée d'action 3 jours.
Petroleum..........7
Oleander..........3
Toxicodendron......7
Sulphur............7
Cocculus..........3
Lachesis..........7
Ipecacuanha........2
Conium............7
Pulsatilla..........3
Silicea pour compléter la cure.

J'entrepris, dit un vétérinaire homœopathe, la guérison d'un cheval dont l'épointure était tellement grave, qu'au bout d'un quart d'heure de marche il était impossible de le faire avancer. Il était tout à fait insensible au mouvement des jambes, et même à l'éperon ; je ne pouvais le monter sans éprouver les secousses les plus fatigantes, et je ne parvenais à le mettre au galop qu'à coups de houssine : encore l'animal ne tardait-il pas à reprendre son allure naturelle.

Je remarquais, en second lieu, un écoulement de matière jaune à la narine gauche sans aucun signe de gourme.

Troisièmement, l'animal avait aux amygdales une tumeur très-dure de la grosseur d'une noix.

Quatrièmement, ses articulations étaient raides et craquaient.

Cinquièmement, son poil était en très-mauvais état.

Je commençai le traitement par *Sulphur*, et j'en administrai, dans le principe, jusqu'à deux gouttes entières. Ce médicament opéra une dépression de forces qui fut bientôt suivie d'une surexcitation générale. Je remarquai que, pour toute espèce de médicament, l'aggravation avait toujours lieu le second jour. Je donnai successivement *Helleborus albus, Cocculus, Alumina, Anacardium, Sepia, Calcarea, Lycopodium, Sulphur, Mercurius, Causticum, Calcarea, Baryta, Causticum, Toxicodendron*, trois doses de chaque, répétées à six jours d'intervalle. Je donnai ensuite, à deux doses, *Mercurius, Causticum, Hyosciamus, Aurum, Conium, Graphites, Petroleum, Natrum muriaticum*, *Sulphur*, *Platina*, *Lycopodium*, *Dulcamara*, *Phosphorus* et *Belladona*.

Tant que j'administrai une goutte entière de la 8.ᵉ ou 10.ᵉ dilution, l'aggravation fut trop forte, et l'amélioration très-lente. Il se forma un nouveau sabot aux quatre pieds. Une goutte *Lycopodium* produisit tant d'effet, que l'aggravation dura dix jours, et que l'animal fut pendant long-temps très-gêné dans sa marche. *Causticum*, administré la première fois à la dose d'une goutte, opéra si heureusement, qu'au bout de trois jours l'animal reprit presque son allure naturelle. *Toxicodendron* fit passer radicalement l'écoulement nasal : après la première dose, le second jour, l'animal rendit, en buvant, une grande quantité de mucosités nasales qui tombèrent dans l'eau, l'écoulement diminua peu à peu, et cessa entièrement après la troisième dose. *Phosphorus* le ranima, mais ce symptôme n'eut point de suite. J'ai obtenu les meilleurs effets de *Lycopodium* répété. Après *Toxicodendron* je n'administrai plus les médicamens que par globules ; c'est de cette modification que date en grande partie la véritable amélioration : je remarquai que les globules agissaient plus lentement, mais avec plus d'efficacité. Je n'ai pas obtenu de grands effets d'*Helleborus albus*, de *Mercurius*, d'*Hyosciamus*, ni de *Conium*, quoique ce dernier ait aggravé à un haut degré la raideur et le craquement des articulations.

L'animal est actuellement bien en chair; son poil est aussi en meilleur état; la faiblesse de l'arrière-main est dissipée; l'écoulement nasal a cessé; l'animal a une allure douce et agréable, et fait cinq lieues sans paraître fatigué; les articulations ont repris toute leur souplesse, mais elles craquent encore de temps en temps. Il trotte et galope à souhait; on pourrait désirer encore plus de légèreté, mais j'obtiendrai cet effet de *Belladona*. Les glandes sont toujours tuméfiées. *Dulcamara* n'y ayant opéré aucun changement, j'espérai résoudre la tuméfaction avec *Phosphorus*, mais l'effet n'en fut pas favorable, l'animal perdit l'appétit, et je fus obligé d'administrer *Vomica* comme médicament intermédiaire.

Le docteur Gron, qui rapporte cette cure, fait observer que le vétérinaire dont nous avons emprunté les expressions serait parvenu plus promptement à son but si, au lieu d'administrer des gouttes entières, il en eût donné $\frac{2}{1}$. D'un autre côté, il n'a pas laissé les médicamens agir assez long-temps.

Colocynthis et *Zincum*, surtout lorsque le siége de l'affection est dans la hanche. Ces médicamens empêchent l'atrophie des membres.

Toxicodendron, contre l'épointure chez les vaches.

Dulcamara, $\frac{4}{1}$, ou *Vomica*, $\frac{4}{2}$, une ou deux doses par jour.

Un cheval d'attelage ne pouvait se lever sans le secours d'un homme; ses reins se balançaient comme un berceau pendant la marche; il ne pouvait descendre les pentes; ses jambes de devant supportaient tous le poids de son corps. *Dulcamara*, $\frac{4}{3}$, une fois par jour, dans de l'eau, le guérit en quatre jours.

Un bœuf dont l'épointure présentait les mêmes symptômes, fut également guéri en trois jours avec $\frac{1}{4}$ *Dulcamara* administré soir et matin dans de l'eau.

Une jument souffrait d'une épointure très-grave à la suite d'une parturition laborieuse; elle ne pouvait se lever d'elle-même et sans secours. *Vomica* $\frac{4}{2}$ soir ét matin dans du pain, la guérit en six jours.

Les porcs sont sujets à l'épointure: $\frac{3}{6}$ *Vomica*.

Stannum, lorsque l'épointure dépend d'une affection au foie, ce qui est assez difficile à reconnaître.

Napellus, alterné avec *Bryonia*, lorsqu'il y a gonflement brûlant, tendu et douloureux. Ce médicament s'emploie généralement avec avantage contre la paralysie rhumatismale.

Dulcamara, Bryonia et *Nitri Acidum*, lorsque l'épointure provient d'un refroidissement.

Sulphur, lorsqu'elle a pour cause un vice morbide intérieur.

Toxicodendron, comme médicament intermé-

6

diaire, lorsque la démarche de l'animal est plutôt timide que languissante.

Ipecacuanha, Cocculus et *Pulsatilla,* lorsque le mal a son siége dans l'épine dorsale.

Pulsatilla, lorsque l'endroit douloureux est, comme il arrive ordinairement, à la quatrième vertèbre.

Cocculus, lorsque l'épine dorsale est très-sensible, et surtout lorsqu'elle est faible. Dans ce dernier cas il faut faire précéder *Cocculus d'Ipecacuanha.*

Ledum, contre la paralysie de l'articulation cotyloïde.

Phosphorus, lorsque l'animal ne peut se relever après la mise-bas.

Arnica. Genzke a guéri en peu de temps avec des doses répétées d'*Arnica* une vache qui souffrait, à la suite d'une mise-bas, d'une épointure accompagnée de fièvre et de péripneumonie.

EPONGE.

On appelle ainsi une tumeur plus ou moins volumineuse, plus ou moins molle, qui se forme au coude du cheval, et occasione un peu de raideur dans sa marche. La position de l'animal, lorsqu'il est couché, favorise le développement de cette tumeur, mais elle n'en est pas la cause immédiate : car l'éponge provient d'un vice intérieur.

Bryonia, Toxicodendron et *Chamomilla* font cesser la tension.

Sulphur et *Arsenicum* dissipent le gonflement.

Lorsque l'éponge est négligée, elle devient froide, flasque, insensible, et se remplit d'humeur jaunâtre. Il faut alors employer *Silicea, Arsenicum, Sulphur* et *Mercurius.*

ERUPTION.

Scabiesin equorum, canum, ovium, felum, hominum humid. et *sicc., Toxicodendron, Tinctura acris, Arsenicum, Gratiola, Carbo vegetabilis, Jacea, Sassaparilla, Thuja, Natrum carbonicum, Sepia, Lacerta, Lachesis, Rana bufo, Oleum olivarum, Sokkotherli, Graphites* et *Lycopodium.*

Sulphur doit généralement s'administrer dès que les symptômes se manifestent et lorsqu'ils ont disparu. Il est bon d'en donner une dose aux veaux, poulains et agneaux qui viennent de naître : c'est le moyen d'obtenir une race d'un sang pur, belle et vigoureuse.

Voyez les mots DARTRES, TUBÉROSITÉS.

ERUPTION URTICAIRE.

Napellus, Sulphur, Toxicodendron, lorsqu'il y a prurit.

ESQUINANCIE.

Voyez ANGINE.

ESTOMAC (SURCHARGE DE L'), MAUX D'ESTOMAC.

Coffea cocta. Une cuillerée de café ordinaire ou $\frac{4}{0}$ — $\frac{10}{0}$ *Coffea cocta*, administrés de quatre heures en quatre heures, rétablissent les fonctions digestives, et préviennent, lorsqu'on s'y prend de bonne heure, les suites fâcheuses d'une indigestion.

Un veau sevré depuis un mois était tombé malade pour avoir mangé des recoupes destinées à une vache. Il était couché, avait les jambes froides et raides, et les oreilles glacées; il gémissait continuellement, poussait de temps en temps quelques cris, et paraissait éprouver de violentes douleurs d'estomac. On lui donna de quart d'heure en quart d'heure une cuillerée de café; on lui frotta les jambes avec de la paille et on lui jeta dessus une couverture chauffée. Au bout d'une heure il se releva, et se remit à ruminer. Il lui prit plus tard une diarrhée que deux doses $\frac{2}{v}$ *Pulsatilla* firent cesser.

Arsenicum, spécifique lorsque l'animal est incommodé pour avoir mangé du fourrage humide ou gâté, et qu'il digère mal; ou lorsqu'il a bu une trop grande quantité d'eau froide après avoir travaillé, ce qui lui donne le frisson de la fièvre.

Antimonium crudum, $\frac{1}{3}$ — $\frac{6}{3}$, lorsque l'affection a été négligée, et qu'elle se manifeste par l'aversion de l'animal pour les alimens et la boisson. Le cheval s'éloigne de la mangeoire dès qu'on y met du fourrage; les bêtes à cornes repoussent le seau, et refusent de boire; le cochon se retire au fond du tect à porcs; les brebis tremblent dans un coin de l'étable, et grincent les dents; le chien repousse toute nourriture, et mange de l'herbe.

Pulsatilla, $\frac{1}{4}$ — $\frac{6}{4}$, lorsqu'il y a diarrhée.

Kali sulphuratum. — Grande lassitude avec diarrhée.

Arnica, une dose par jour, lorsqu'il survient de la paralysie, que les jambes sont raides, et que la douleur a son siége dans le boulet. Ces symptômes, souvent très - opiniâtres, se manifestent fréquemment chez les vaches que l'on engraisse avec des pommes de terre. Les animaux sont quelquefois courbatus au point qu'ils ne peuvent plus se relever quand ils sont couchés.

Bryonia, lorsque la paralysie se porte particulièrement sur les jambes de derrière, et qu'elle est accompagnée de gonflement des articulations.

Deux brebis mères, pleines depuis peu de temps, étaient malades pour avoir mangé une trop grande quantité de grain égrugé. L'une était triste, et grinçait les dents; l'autre avait les quatre jambes percluses, et ne pouvait presque pas se tenir debout. On leur donna à chacune quelques cuillerées de café à quelques heures d'intervalle. La première fut guérie au bout de quelques heures. La seconde reçut deux doses ⁴⁄₆ *Bryonia*, et fut complètement rétablie le lendemain. Toutes deux mirent bas heureusement.

ÉTOURDISSEMENT.

Napellus, lorsque l'animal a les oreilles chaudes, mange, ne boit pas, s'appuie la tête contre le mur, et que ses yeux sont légèrement enflammés.

Arnica, lorsque le cheval tourne à droite, qu'il se tient la tête penchée sous la mangeoire, ou qu'il a l'air endormi.

Belladona, si l'animal écume, et qu'il chancelle en franchissant le seuil de l'écurie.

China et *Cocculus*. — Fatigue excessive et défaillance après le moindre travail.

Conium. — Raideur visible des jambes; l'animal penche souvent la tête à gauche.

Conium, *Pulsatilla* et *Opium*, contre l'étourdissement des bêtes à laine.

Ipecacuanha, inappétence totale, et espèce de crampes à la mâchoire.

Pulsatilla et *China*. — Perte de l'appétit, avec froid aux pieds.

Vomica, et quelquefois *Opium*. — Perte de l'appétit; excrémens enduits de mucosités.

Stramonium et *Cocculus*, lorsque l'étourdissement va jusqu'à la défaillance.

L'étourdissement des bêtes à laine a beaucoup
de ressemblance avec le tournis. Voyez ce mot.

ETRANGUILLON.

Voyez ANGINE.

EXCROISSANCES.

Arsenicum, employé extérieurement, lorsque
les excroissances fongueuses ont pour cause la
pression du collier.

Chamomilla, surtout contre le fongus du garrot.

Phosphorus, lorsque les excroissances ont un
aspect couleur de feu.

Sepia, contre les excroissances du sabot. Une
seule dose est presque toujours suffisante.

Thuja, remède souverain contre les fongosités
occasionées à la racine des cornes par le frottement
de la chaîne.

Les excroissances fongueuses sont plus com-
munes chez les bêtes à cornes que chez les chevaux; elles sont aussi plus opiniâtres chez les
premières, et proviennent presque toujours de
la pression du collier ou du frottement de la
chaîne.

EXCROISSANCES DANS LA MATRICE.

Cette maladie, dit un auteur, est très-rare chez les animaux domestiques. Je n'en ai encore vu qu'un seul cas, que j'ai guéri avec *Ferrum*.

Une jument de neuf ans, qui n'avait jamais été saillie, tomba malade. Je lui trouvai les deux cuisses de derrière et le pis légèrement enflés. Elle ne pouvait remuer ses jambes postérieures sans manifester une vive douleur. Le vagin était gonflé, et, en examinant le boyau culier, je remarquai que la matrice était tuméfiée, et relevée vers le rectum. Je la palpai et je la trouvai remplie d'un grand nombre de tumeurs molles de la grosseur d'un œuf. J'administrai quatre globules de *Ferrum*, trois fois par jour, dans un morceau de pain. Au bout de 14 jours ces tumeurs avaient disparu sans laisser la moindre trace.

EXOSTOSE.

Phosphori Acidum, Arnica, China, Silicea, ont une grande efficacité pour résoudre cette espèce d'excroissance osseuse, qui n'occasione aucune douleur, mais est très-difficile à guérir.

Un cheval hongre de trois ans, dit Oheimb, était incommodé, à la paroi interne de la jambe antérieure droite, d'une exostose de la grosseur d'une noix. Je lui donnai, le 16 novembre 1835, $\frac{10}{v}$ *Phosphori Acidum*, que je répétai le 7 décembre suivant. Le 10 du même mois l'exostose était un peu ramollie; le 4 janvier 1834 elle avait tellement diminué de volume, qu'elle était un peu sensible. J'administrai la même dose le 10 janvier et le 7 février; mais l'exostose ne put se réduire davantage.

F.

FAIBLESSE CHEZ LES ANIMAUX AGÉS.
China. Baryta carbonica.

FAIM CANINE.
Voyez BOULIMIE.

FARCIN.
Voyez MORVE.

FASCIOLE HÉPATIQUE.
Voyez DOUVE.

FIÈVRE FROIDE.
Les accès de fièvre froide, chez les chevaux surtout, ne présentent ni la conformité de durée, ni le retour régulier qui distinguent la fièvre intermittente chez l'homme. L'intervalle qui les sépare est souvent de 2, 3, 4, 5, et même 8 jours. Leur durée n'est pas moins variable. Ils se déclarent presque toujours après que l'animal a bu.

La fièvre froide s'annonce ordinairement par une chaleur non précédée de frisson, et quelquefois par le frissonnement non suivi de chaleur. Elle est presque toujours accompagnée d'abattement, de perte d'appétit, de tremblement de la peau, souvent dans toutes les parties du corps. Les oreilles sont alors ordinairement froides, le poil hérissé, la langue sèche ; le pouls est petit et rapide, le battement des flancs augmenté, la respiration est pénible, l'urine peu abondante, plus limpide et plus aqueuse que dans l'état de santé.

Arsenicum, lorsque la fièvre froide provient de ce que l'animal a bu de l'eau froide ; ou qu'il était échauffé quand il a bu ; ou de ce qu'il était altéré, et a trop bu à la fois. On l'administre aussi avec succès contre le frisson fébrile qui saisit l'animal qui a l'estomac surchargé pour avoir mangé du fourrage de mauvaise qualité, du trèfle vert, de la luzerne récemment fauchée, etc.

Vomica. Une dose *Vomica* est en outre souvent nécessaire dans ce dernier cas. Lux a guéri un cheval de la fièvre froide avec $\frac{8}{9}$ *Vomica*.

Bryonia, lorsque la fièvre froide est accompagnée de paralysie. On en obtient de bons effets contre toute espèce de frisson fébrile provenant de refroidissement. On doit néanmoins donner la préférence à *Arsenicum* lorsque l'affection provient de ce que l'animal a bu de l'eau froide. Il faut souvent alterner ces deux médicamens.

Nitri Acidum, contre le frisson fébrile qui saisit l'animal lorsqu'il passe de la chaleur de l'étable au grand air.

Sulphur, lorsque le médicament qui précède est insuffisant.

Sabadilla a réussi dans deux cas, assez rares d'ailleurs, où le frison fébrile était très-violent, et revenait tous les jours à la même heure.

Ipecacuanha a été employé avec succès contre un frisson fébrile épizootique qui saisissait presque tous les chevaux d'une localité après qu'ils avaient mangé, et contre lequel les autres médicamens avaient été essayés sans résultat.

FIÈVRE INFLAMMATOIRE.

Napellus est le médicament principal contre cette espèce de fièvre, qui se déclare dans toutes les affections inflammatoires.

Lux a guéri, à l'aide de quelques doses de *Napellus*, sans le secours d'aucun autre médicament, une vache atteinte de fièvre inflammatoire.

Nitri Acidum. Un veau de quelques mois, dit Kozischek, était tombé tout à coup malade : il avait perdu l'appétit, ruminait mal, et était incommodé d'une soif ardente ; sa respiration était courte ; ses flancs battaient avec force et rapidité. Il restait continuellement couché. Si on l'aidait à se relever sur ses jambes de devant, celles de derrière tremblaient, cédaient, et l'animal rétombait immédiatement en poussant des cris plaintifs. Cet état durait depuis six jours lorsque je lui donnai $\frac{1}{x}$ *Nitri acidum*. Au bout de trois jours le tremblement et les douleurs des jambes postérieures cessèrent, et l'animal put dès-lors se tenir de plus en plus long-temps sur ses jambes. Onze jours après il courait, avait repris toute sa gaieté, et s'acquittait de toutes ses fonctions comme dans l'état normal.

Vomica, Toxicodendron, Dulcamara.

Ayant été appelé le 1.ᶜʳ décembre, dit Lux, pour traiter un des chevaux de M. B., qui était tombé malade, je reconnus les symptômes suivans : perte de l'appétit, suppression du pouls, inflammation de la membrane du nez, toux et léger battement de flancs. Je lui administrai $\frac{3}{15}$ *Vomica*. Le 4 l'animal se remit à manger. Le 5 je trouvai le pouls petit et rapide, et de l'agitation dans les jambes; l'animal était incommodé de borborygmes, ses excrémens étaient mous comme de la bouse de vache; le battement de flancs était très-violent, et l'appétit perdu de nouveau. J'administrai $\frac{10}{x}$ *Toxicodendron*. Le lendemain je vis que l'animal avait mangé pendant la nuit; il ne battait plus des flancs; ses excrémens étaient dans leur état naturel, mais le pouls était faible et abattu. Le 7 et le 8 le palais était gonflé, la membrane du nez enflammée, et la toux s'était déclarée de nouveau. Le 10 je donnai à l'animal $\frac{1}{15}$ *Dulcamara*. Le 13 le palais était encore gonflé; et la membrane du nez d'un rouge-vif; l'appétit n'était pas entièrement revenu. J'administrai $\frac{3}{15}$ *Vomica*, et le 15 l'animal fut parfaitement guéri.

Opium, lorsqu'on a lieu de croire que la fièvre inflammatoire provient de ce que l'animal a trop mangé.

Lux a guéri avec $\frac{5}{0}$ *Opium* un bouc qui avait perdu l'appétit, restait presque continuellement couché, avait la fièvre, poussait de fréquens gémissemens, et avait les oreilles froides.

Pulsatilla. Une truie saine et vigoureuse, qui allaitait depuis douze jours huit petits cochons, perdit tout à coup l'appétit, et cessa de boire; son lait tarit; elle grognait, et restait presque continuellement couchée; sa respiration était accélérée, sans que l'on remarquât d'augmentation de chaleur naturelle. *Pulsatilla*, $\frac{1}{12}$, lui rendit en trois jours le lait, l'appétit et la santé.

FIÈVRE MUQUEUSE.

Arsenicum, Vomica.

Des bœufs que M. B. avait achetés à une foire refusaient toute espèce de nourriture. Lux, ayant été appelé, les trouva la tête basse, éloignée de la mangeoire; ils levèrent néanmoins la tête à son approche. Une humeur muqueuse leur coulait du nez et des yeux; la conjonctive et la membrane du nez étaient pâles, et la langue enduite de mucosités d'une couleur grise-blanchâtre ; leur pouls était mou et fréquent, sans donner toutefois plus de soixante pulsations par minute. Ils étaient incommodés de borborygmes au bas-ventre, et lâchaient des flatuosités fétides, dont l'odeur ressemblait à celle de la charogne. Les excrémens étaient assez fréquens, peu abondans, bruns, et mélangés de mucosité blanchâtre. L'exonération était ordinairement suivie d'une évacuation de matières blanches gélatineuses ; l'animal faisait souvent d'inutiles efforts pour fienter ; l'urine était brune comme de la bière, muqueuse et filandreuse. Ces bœufs avaient le poil hérissé, et étaient d'une maigreur telle que l'anus était enfoncé entre les fesses, et qu'il aspirait ou expirait l'air suivant les mouvemens de la respiration. Ils paraissaient éprouver une grande lassitude pendant le mouvement. Deux doses $\frac{4}{6}$ *Arsenicum* n'amenèrent au bout de quatre jours qu'une amélioration peu sensible ; mais une dose *Vomica* répétée chaque jour pendant trois jours dissipa tous les symptômes, et rendit l'appétit à l'animal, dont la guérison fut complète au bout de neuf jours.

FIÈVRE NERVEUSE.

Bryonia, administrée deux fois par jour, est un remède souverain contre l'ensemble des symptômes de cette maladie, qui prend quelquefois un caractère contagieux, et dans laquelle la fièvre se déclare ordinairement le soir.

Arnica, lorsque l'animal reste couché sans mouvement. Ce médicament·agit spécifiquement lorsque l'émission de l'urine est suspendue.

Arsenicum, lorsque les matières sont diarrhéiques et aqueuses.

Argilla, *China* et *Sulphur*, lorsque l'animal rend ses alimens avant de les avoir digérés.

Belladona, lorsqu'il y a tressaillement partiel accompagné de fixité du regard et d'agitation violente.

Helleborus, si les évacuations sont de nature diarrhéique, et qu'il y ait constipation avec froid des extrémités.

Hyosciamus et *Stramonium*, lorsqu'il se manifeste des tressaillemens dans quelque partie du corps.

Melampodium, lorsqu'il y a salivation.

Muriaticum Acidum. — Grande faiblesse, gémissemens, et sécheresse de la bouche.

Opium, lorsque l'animal est comme mort, et que le pouls est petit et rémittent, la constipation complète, ou les excrémens durs et compactes.

Lorsqu'un ou plusieurs symptômes ont été dissipés par un des médicamens que nous venons d'indiquer, il n'en faut pas moins administrer *Bryonia*, et la répéter jusqu'à ce que la fièvre ait cessé. Ce médicament, alterné avec *Toxicodendron*, a beaucoup d'efficacité contre l'ensemble de la maladie.

S'il y a encore de la faiblesse après la guérison,
il faut donner une dose *Helleborus albus*.

Vomica. Kleemann en a obtenu de bons effets
contre les maladies nerveuses des chevaux : il serait néanmoins impossible de faire disparaître
tous les symptômes à l'aide de ce seul médicament.
Il faut compléter son action par quelques doses
de *Napellus*, *Bryonia*, *Belladona*, *Toxicodendron*, et surtout *Opium*.

En 1830, dit M.***, une fièvre inflammatoire
catarrhale compliquée de symptômes gastriques et
nerveux, envahit les troupeaux de la Basse-Silésie,
et prit une diversité de caractère qui m'obligea de
varier le traitement suivant les circonstances.

Chez quelques sujets cette affection offrait les
symptômes suivans : toux sèche, respiration pénible, inflammation des membranes, écoulement
de mucosités nasales claires et aqueuses; tristesse
et perte de l'appétit. Je leur donnai, dès le début de
la maladie, une dose $\frac{5}{18}$ *Napellus*, que je fis suivre,
au bout de dix heures environ, de $\frac{10}{6}$ *Piper hispanicum*. Lorsqu'au bout de deux jours j'eus remarqué une amélioration notable, j'administrai, suivant l'état de l'animal, *Sulphur*, *Spongia* ou *Dulcamara*. La guérison fut complète au bout de six
à sept jours.

Les chevaux chez lesquels la fièvre était compliquée de symptômes gastriques avaient la langue
enduite de mucosités sales et visqueuses, et le

bas-ventre ballonné; ils étaient tourmentés d'une soif ardente, d'une constipation opiniâtre, et d'un dérangement dans les organes digestifs. Je leur donnai, dès le principe, $\frac{5}{18}$ *Vomica*, que je répétai deux ou trois fois dans l'espace de deux jours. Une dose *Antimonium crudum* acheva la guérison.

D'autres chevaux étaient plongés dans un état d'étourdissement qui tenait de la nature du vertige; ils se tenaient la tête basse ou appuyée, et rien ne pouvait les tirer de leur somnolence. Je les traitai par $\frac{15}{6}$ *Belladona*, que je répétai deux à trois fois; mais ils ne sortirent de leur assoupissement que lorsque je leur eus donné $\frac{8}{2}$ *Stramonium*.

Les animaux dont la guérison offrait le moins de chance de succès étaient ceux qui trépignaient continuellement, dont le pouls était dur et petit, les muscles du ventre très-agités, les narines excessivement dilatées, le regard anxieux, les battemens du cœur inégaux, les mucosités nasales jaunâtres et épaisses, symptômes qui alternaient souvent avec la chaleur de la peau. Je commençai par administrer *Napellus*, que je fis suivre d'*Helleborus albus*, *Cuprum* ou *Camphora*. Mon but, dans ce traitement, était de rétablir l'activité normale des intestins. Je ne perdis que deux chevaux, qui avaient été abandonnés par les vétérinaires allopathes, et dont la maladie avait fait trop de progrès pour que je pusse m'en rendre maître.

Comme la fièvre avait été compliquée d'affection gastrique, et qu'il devait nécessairement en résulter un affaiblissement des organes digestifs, j'eus soin de faire passer graduellement les chevaux convalescens, d'une nourriture de digestion facile à un régime plus substantiel.

Je fus appelé le 30 juin 1834, dit M. Hotter, pour traiter un cheval hongre, âgé de cinq ans, de moyenne grosseur, atteint d'une fièvre nerveuse. Je reconnus les symptômes suivans : oreilles droites et fixes; paupières très-dilatées, et presque continuellement immobiles; membranes du nez, des yeux et de la bouche d'une couleur rouge pâle; diminution de chaleur naturelle; froid aux extrémités; émission fréquente d'urine claire et limpide; faiblesse des organes digestifs; excrémens en forme de globules, et légèrement recouverts de mucosités. Il se tenait la tête posée sur la mangeoire, et appuyée contre le mur; et les jambes de devant repliées sous le ventre. Il avait perdu l'appétit, et mâchait très-lentement. Lorsqu'on lui mettait une poignée de fourrage entre les dents, il montrait une grande disposition à s'effrayer, ou restait plongé dans une apathie complète. Si on le sortait de l'écurie, sa démarche était chancelante et mal assurée; il cherchait à se recoucher; son pouls, petit, crampoïde et irrégulier, donnait cinquante-cinq à soixante pulsations par minute; les battemens du cœur à peine sensibles, et en même nombre que ceux du pouls. Enfin sa sueur avait l'odeur particulière qu'exhale celle de tous les chevaux attaqués d'une fièvre nerveuse.

Je commençai par faire conduire l'animal dans un endroit bien aéré (précaution qu'il ne faut jamais négliger dans cette maladie), et j'ordonnai un régime alimentaire approprié à son état. Je mélangeai $\frac{18}{16}$ *Napellus* avec de la farine, et j'en fis trois doses, que j'administrai de deux heures en deux heures.

Le 1.er juillet le pouls était plus régulier, le regard plus libre, la peau moite, les excrémens plus mous, et par globules plus volumineux. Une amélioration notable s'était déterminée dès la seconde prise.

A *Napellus* je fis succéder *Belladona*, dont j'administrai $\frac{6}{15}$, soir et matin, dans du sucre de lait.

Le 2 juillet je reconnus l'action bienfaisante de *Belladona*; l'assoupissement avait presque totalement cessé; l'animal mâchait un peu de fourrage, mais il n'avait pas encore repris son appétit naturel; sa langue était encore chargée; les membranes offraient la même teinte jaune pâle; l'intérieur de la bouche était enduit de viscosités; des borborygmes fréquens se faisaient entendre dans le bas-ventre; l'évacuation était encore pénible et les excrémens petits et secs. Je donnai $\frac{1}{14}$ *Vomica*.

Le 4 juillet les symptômes que nous venons de décrire avaient disparu; l'appétit était meilleur;

la guérison faisait de rapides progrès. J'administrai *Toxicodendron*.

Le 7 juillet je trouvai l'animal plus malade, sans pouvoir m'en expliquer la cause. On me dit que l'aggravation s'était déterminée dès l'avantveille, et s'était annoncée par la défaillance, la perte de l'appétit, le gonflement des jambes de devant, etc. J'administrai de nouveau $\frac{12}{15}$ *Belladona*, en trois doses, à douze heures d'intervalle.

Le lendemain, amélioration notable. Les symptômes de la veille avaient disparu; mais depuis quelques jours on remarquait une gêne de la respiration, accompagnée d'une toux sèche. $\frac{5}{15}$ *Bryonia*.

Je ne pus visiter l'animal que le 18 juillet. J'appris que les symptômes morbides dont nous avons parlé plus haut s'étaient renouvelés à plusieurs fois, mais en diminuant graduellement d'intensité. Je donnaï encore $\frac{12}{15}$ *Belladona*, en trois doses, trois jours de suite. Le cheval reprit sa gaieté, et j'ordonnai un exercice modéré.

Le 23 juillet le cheval fut, à mon insu, attelé à une charrue, et employé au labourage. Au bout de quelques heures il fut saisi de faiblesse, s'abattit en écumant, et se releva quelques heures après. Il ne resta de cet accident que quelque faiblesse dans les extrémités. Je fis donner en cinq jours deux doses $\frac{6}{15}$ *Toxicodendron*.

Le 5 août le cheval avait repris toute sa vivacité, et avait même gagné de la force et de l'embonpoint. Il put dès-lors être employé aux travaux les plus pénibles sans en éprouver aucune incommodité.

FIÈVRE PUTRIDE.

Belladona, principalement lorsque les yeux sont fixes.

China, à plusieurs doses, lorsqu'il y a abattement.

Digitalis, lorsque l'animal gémit.

Hyosciamus, quand l'animal rapproche ses quatre jambes, ou lorsqu'il y a ténurie.

Ipecacuanha suivi d'*Arsenicum*, dès l'apparition des premiers symptômes.

Muriaticum Acidum, quand l'animal manque de tomber.

Natrum muriaticum s'emploie avec succès contre la fièvre putride, sous quelque forme qu'elle se présente.

Napellus, à doses répétées, lorsque l'haleine est brûlante.

Opium, lorsque l'animal semble avoir perdu toute sensibilité, et que les excrémens sont compactes, et l'exonération pénible.

Phosphorus, lorsque les flancs sont très-sensibles au toucher.

Solanin, contre la fièvre putride des bêtes à cornes.

Sulphur, Thuja, Calcarea et *Nitrum*, lorsqu'a-près la guérison il se manifeste de temps en temps quelques symptômes morbides.

Toxicodendron, lorsque l'animal s'accroupit soit sur le flanc droit, soit sur le flanc gauche.

FISTULE.

Pulsatilla. Lorsque *Pulsatilla* ne produit aucun effet, on a recours aux médicamens indiqués contre la suppuration des ulcères, et l'on administre de nouveau *Pulsatilla.*

Un cheval de selle, dit Lux, était incommodé d'une ampoule au dessus de l'anus, près de la queue; les parties environnantes de cette ampoule étaient indurées, et il en découlait une humeur si âcre que la peau était excoriée. Je reconnus les premiers symptômes d'une fistule au rectum. Le 22 juin 1833 je lui donnai $\frac{1}{15}$ *Pulsatilla* (mon spécifique contre les fistules). Le 24 le suintement de l'humeur avait cessé, et l'ampoule était sèche. Le 25 l'induration se trouva presque totalement résolue.

Belladona. Genzke a guéri avec deux doses $\frac{5}{2}$ *Belladona* administrées à quatre jours d'intervalle, une fistule salivaire accompagnée de gonflement douloureux des parotides. Le jour même où la première dose fut administrée, la salivation augmenta; mais elle diminua bientôt avec le gonflement, et l'animal reprit de l'appétit. Enfin une seconde et une troisième dose la firent entièrement cesser, et achevèrent de dissiper le gonflement des glandes.

Voyez COURONNE, JUGULAIRE.

FLATUOSITÉS.

Voyez COLIQUES.

FLUXION ACRIMONIEUSE.

Cette maladie des chiens a son principe dans un vice morbide intérieur. Ce sont des ulcères qui se forment dans la peau ou à la région sous-cutanée des jambes, et quelquefois dans d'autres parties du corps. Ils s'annoncent par des plaques rouges, dépourvues de poils, d'où suinte une humeur corrosive. Ces ulcères occasionent un prurit continuel, et sont souvent très-opiniâtres.

Arsenicum, une ou deux doses dans un intervalle de huit jours, puis une dose d'*Asa*, que l'on fait suivre d'une nouvelle dose d'*Arsenicum*.

FOIE (INFLAMMATION DU).

L'inflammation du foie attaque rarement les chevaux; elle est assez commune chez les bêtes à laine et à cornes, mais, parmi ces dernières, n'atteint guère que les vaches. La difficulté d'en reconnaître la cause et d'en distinguer les symptômes la font souvent confondre avec l'inflammation de poitrine, ces deux maladies ayant entre elles beaucoup de ressemblance. Dans l'état aigu elle dure huit à quatorze jours; son état chronique se prolonge quelquefois pendant plusieurs mois. Un symptôme caractéristique de cette maladie, c'est que le cheval gratte fréquemment la terre avec le pied antérieur droit. Ce signe se rencontre du reste également chez les chevaux incommodés d'une inflammation à la partie droite du poitrail. Enfin l'animal est triste, refuse toute nourriture, et manifeste une grande agitation. Son pouls est dur et accéléré, et son urine brune et limpide. La couleur jaune n'envahit le blanc des yeux, la bouche et la langue, que lorsque la maladie a déjà fait des progrès.

Les vaches attaquées d'une inflammation du foie restent continuellement couchées, toujours sur le côté gauche, et tournent fréquemment la tête vers leur flanc droit. Dans l'état aigu la fièvre est violente, le pouls rapide, dur et petit. On remarque une augmentation de chaleur naturelle dans la région du foie, et l'animal témoigne de la douleur lorsqu'on le touche sous les fausses côtes. Les yeux, la bouche, la langue et le nez, en un mot toutes les parties dépourvues de poils, surtout le pis, prennent une teinte jaune très-prononcée. Les mucosités nasales, l'urine et le lait offrent la même couleur. La vache a cessé de manger et de ruminer; sa démarche est triste et chancel'ante; sa langue est enduite de mucosités épaisses. Ces symptômes sont souvent accompagnés d'une toux sèche et brève.

La fièvre est nulle ou à peine sensible dans l'état chronique; mais la teinte jaune est plus foncée et plus généralement répandue. Le lait est amer et jaune, et produit, en se coagulant, un petit-lait de même couleur.

Toutes les fonctions animales dénotent un grand état de faiblesse.

Les mêmes symptômes se présentent à peu près chez les bêtes à laine. Pendant le régime on doit nourrir l'animal avec de l'herbe, des feuilles dē choux, des boissons farineuses et du fourrage humecté. Le sel est très-profitable aux bêtes à laine; il faut leur en donner pendant le traitement, et continuer quelque temps après la guérison.

Bryonia, précédée de *Vomica*, lorsque les excrémens sont durs et compactes.

Chamomilla et *Mercurius solubilis*. Ce sont les premiers médicamens à administrer à l'apparition de la couleur jaune. *Chamomilla* est aussi employé comme remède intermédiaire lorsqu'il y a ballonnement du ventre. On alterne avec succès *Chamomilla* et *Mercurius solubilis*.

Digitalis, lorsqu'il y a des symptômes inflammatoires.

Lycopodium, toutes les fois que l'animal éprouve

des coliques qui cessent lorsqu'il se couche sur le côté gauche.

Napellus, à doses répétées, dès l'apparition des symptômes inflammatoires.

Napellus, suivi d'*Arsenicum*, remédie à l'inertie des organes de la rumination.

Vomica. Ce médicament, alterné de vingt-quatre heures en vingt-quatre heures avec *Mercurius vivus*, doit être regardé comme la base du traitement de l'inflammation du foie.

FONGUS.

Voyez Genou.

FORME.

On donne ce nom à une tumeur qui se forme à un pouce au dessus de la couronne, ordinairement à la partie latérale, lorsque les ligamens de l'articulation inférieure du paturon sont enflés par suite d'une luxation. Cette tumeur fait boiter l'animal.

Toxicodendron fait cesser la claudication.

Arnica, Silicea, Lycopodium, Calcarea, Mercurius solubilis et *Iodium*, dissipent la tumeur.

FOULURE, ENTORSE.

Arnica, intérieurement et extérieurement.

FOURBURE.

Le cheval qui en est attaqué manie ses jambes avec difficulté, craint de poser le pied sur le terrain, et évite de s'appuyer sur la pince. L'arrière-main se jette de côté et d'autre; le dégoût, la tristesse, le battement des flancs et la fièvre sont les signes qui annoncent la fourbure.

La fourbure peut provenir de trois causes principales : un travail excessif, un refroidissement subit et succédant à une agitation violente, soit qu'on ait abreuvé l'animal au moment où il était encore en sueur, soit qu'on l'ait exposé dans cet état à un courant d'air froid et humide; enfin une nourriture trop abondante, des alimens verts ou échauffés.

FOURBURE PROVENANTE D'UN TRAVAIL EXCESSIF.

Les muscles de l'animal ont été fatigués; il s'arrête tout à coup, et demeure immobile.

Napellus. — L'animal reste comme fixé à la terre, sa respiration est entrecoupée, son haleine brûlante, et son pouls accéléré.

Opium. — L'animal écarte les jambes pour mieux se soutenir, et baisse la tête; son pouls est à peine sensible.

Coffea, lorsqu'*Opium* ne produit point d'effet.

Il arrive souvent que, le premier accès passé, la fourbure dégénère en affection inflammatoire ou en paralysie. On applique alors les médicamens que nous indiquerons plus bas.

FOURBURE PROVENANTE DE REFROIDISSEMENT.

Arsenicum. — Frisson fébrile après avoir bu froid. Ce médicament suffit souvent pour faire cesser la paralysie; mais il faut recourir à d'autres remèdes. *Arsenicum* n'en doit pas moins être administré comme médicament intermédiaire.

Bryonia s'emploie avec succès contre toutes les affections qui ont pour cause un refroidissement. C'est un remède souverain contre la paralysie des jambes, lorsqu'on l'emploie de bonne heure.

Napellus. — Paralysie avec symptômes inflammatoires. On en obtient aussi de bons effets dans les cas chroniques, surtout lorsqu'on l'alterne avec *Vomica.*

Pulsatilla produit en général beaucoup d'effet.

Cina. — Pieds froids; l'animal se couche, et étend les jambes.

Conium, lorsque la paralysie s'est portée de préférence au genou.

Chamomilla, Ipecacuanha, Mercurius solubilis, s'emploient avec succès dans beaucoup de cas.

Toxicodendron, lorsque l'animal témoigne de vives douleurs dans les jambes.

Petroleum et *Thuja,* lorsque la paralysie prend un caractère chronique.

FOURBURE PROVENANTE D'UNE NOURRITURE TROP
ABONDANTE, ETC.

Arsenicum, administré dès l'apparition des
premiers symptômes, est dans ce cas un remède
souverain, en ce qu'il accélère la digestion, et met
par là un terme au développement des symptômes.
Mais s'il y a déjà des symptômes inflammatoires,
il faut faire précéder *Arsenicum* d'une dose *Napellus*.

Arsenicum est encore un remède souverain
lorsque la fourbure a pour cause la mauvaise
qualité du fourrage, et il faut le répéter dans le
cours du traitement après avoir administré les
autres médicamens. Il agit spécifiquement lorsque
la sole est douloureuse, ce qui arrive souvent dans
cette espèce de fourbure.

Arnica. — Raideur des jambes avec inflammation du sabot et affection urinaire.

Bryonia. — Courbature complète des jambes,
avec gonflement des articulations ou gonflement
hydropique. Une dose de deux heures en deux
heures.

Vomica. — Courbature des jambes, qui a son
siége dans les muscles, surtout lorsque l'animal
est efflanqué.

Vomica et *Bryonia* développent, dans ce cas,
une puissance mérveilleuse.

Si la fourbure a passé à l'état chronique, il faut préparer l'action des médicamens que nous venons d'indiquer, par quelques doses *Sulphur*.

FOURCHET, PIÉTAIN.

(Pourriture des pieds chez les bêtes a laine.)

Oipodopurin, Arnica. On distingue deux sortes de fourchet : l'une bénigne, l'autre de nature maligne. La première espèce de fourchet attaque indifféremment toutes les bêtes à pied fourchu ; elle est produite par l'engorgement de la glande située entre les doigts du pied, et se décèle par la claudication. Elle n'est point contagieuse, et se guérit souvent d'elle-même. (Voyez Pourriture des pieds.)

Le fourchet malin n'affecte au contraire que les bêtes à laine, parce que ce sont, avec la chèvre, les seuls des animaux domestiques qui soient pourvus des petites glandes et du canal appelé *biflexe*, que l'on remarque entre les deux doigts du pied de ces animaux, à l'endroit de leur séparation. Ce canal présente une petite ouverture garnie de poils, et par laquelle suinte une humeur sébacée très-fétide.

Les divers degrés du fourchet malin peuvent se réduire à trois. Les bêtes chez lesquelles le mal est récent boitent peu, paraissent sans fièvre, et ont conservé leur appétit. L'inspection du pied n'offre qu'un peu de rougeur à la réunion des doigts, ou un léger suintement autour du sabot, quelquefois même seulement de la chaleur au pied boiteux, sans aucune irritation apparente.

Les brebis atteintes du fourchet au second degré boitent tout bas, ont la fièvre, paraissent tristes, mangent mollement, et souvent à genoux lorsque les jambes de devant sont attaquées. L'inspection du pied fait découvrir une ulcération plus ou moins apparente, soit à la fourchette ou réunion des doigts, soit à la sertissure de l'ongle en dedans ou en dehors du sabot, ainsi que l'écoulement d'une sanie blanche et fétide.

Les bêtes chez lesquelles la maladie a atteint le troisième degré, ont une fièvre continue; elles sont maigres, tristes, ne se lèvent qu'avec effort, et perdent leur laine. Des dépôts purulens formés sous le sabot, se font jour par la réunion des ongles à la peau. Chez quelques bêtes le sabot résiste, parce que l'écoulement de la matière purulente se fait jour par la sole, qu'elle ronge et détruit entièrement. Dans ce cas l'intérieur du pied, lorsqu'on le renverse pour l'examiner, n'offre qu'une masse putride remplie de vers, et contenue dans la boîte du sabot. La chair et les ligamens paraissent détruits, et la carie attaque les os du pied; la puanteur est cadavéreuse et insupportable.

Le traitement est le même pour ces deux es--

pèces de fourchet. Si l'ulcération est manifeste, soit autour du sabot, soit à la fourchette, on nettoie la partie de manière à mettre la chair à nu, on l'étuve avec de l'eau arniquée, on y applique une compresse imbibée de la même eau. On maintient cette compresse au moyen d'une bande fixée autour du pied. La plaie ne tarde pas à se guérir.

On administre intérieurement, pendant le traitement, quelques doses d'*Arnica,* ou mieux encore d'*Oipodopurin.*

Si au contraire le mal se trouve renfermé dans la boîte du sabot, il faut s'attacher à découvrir de quel côté est l'abcès ou l'ulcère intérieur qui fait boiter l'animal. Pour cela on presse avec le pouce, et légèrement, le pied de la brebis, tout autour de la sertissure de l'ongle, puis successivement la sole et le talon. Lorsqu'on presse sur l'abcès, la brebis fait un mouvement qui indique le siège du mal. C'est là qu'il faut inciser avec un canif bien tranchant, de manière à faire sortir la matière accumulée et à mettre la chair à nu. Quand la plaie a saigné quelques momens, on la traite comme nous l'avons indiqué plus haut.

En général on ne doit pas craindre de tailler dans le vif, et de faire saigner les pieds des malades, la corne du sabot se régénérant avec une singulière promptitude.

Les moutons des provinces méridionales sont

plus exposés au fourchet que ceux des contrées septentrionales, et l'on observe en général qu'il est d'autant plus fréquent que les terrains sur lesquels pâturent les troupeaux, sont plus compactes, plus arides, plus secs, et plus exposés au soleil : ce qui prouve, dit Chabert, que la cause principale de cette maladie est due à la chaleur et à la fatigue qu'éprouvent les pieds de ces animaux (1).

FOURCHETTE (Abcès a la).

Squilla, alternée avec *Arsenicum*, prévient, lorsqu'elle est administrée à temps, la formation de l'abcès, qui est presque toujours précédé d'inflammation, de gonflement et de paralysie du paturon. Les douleurs se manifestent alors dans la sole.

Si, dans le cours du traitement, la fourchette et la sole deviennent brûlantes, et que l'animal témoigne de vives douleurs, c'est un signe que l'abcès va s'ouvrir : il faut alors aider la nature par une incision avec le boutoir.

Squilla et *Sulphur*.

---

(1) M. Morel de Vindé prétend avoir découvert que le fourchet malin est dû à la présence d'un insecte particulier qui établit son nid dans le pied du mouton.

FOURCHETTE

(POURRITURE OU SUPPURATION DE LA).

L'écoulement de matière fétide qui caractérise cette affection, indique suffisamment qu'elle provient d'un vice interne. Les chevaux à pieds plats et à fourchettes volumineuses y sont très-sujets. L'animal doit avant tout être tenu avec une grande propreté.

Spiritus sulph. Lux a guéri en très-peu de jours un cheval de carrosse incommodé de pourriture des fourchettes des deux jambes de derrière.

Phosphori Acidum. Une jument de noble origine, âgée de 6 ans, avait les fourchettes des quatre jambes en suppuration. Schumann lui donna le 30 septembre 1833 $\frac{5}{1}$ *Phosphori Acidum;* le 3 octobre suivant on ne remarquait plus aux fourchettes aucune trace d'humeur.

Squilla, lorsqu'il y a inflammation.

Thuja a réussi dans un cas où la pourriture de la fourchette était accompagnée d'eaux aux jambes. Il faut quelquefois le faire suivre de *Spirit. sulph.*

FOURCHETTE (SUINTEMENT DE LA).

Sulphuris Spiritus.

Squilla a réussi dans un cas où il y avait une légère inflammation.

Thuja a été employé avec succès dans un autre cas où le cheval était atteint d'eaux aux jambes.

Il faut quelquefois faire suivre *Thuja* de *Spiritus sulphuris*.

FOURREAU (Gonflement du).

Cette affection, à laquelle les chevaux sont sujets, dégénère facilement en induration, et devient alors très-difficile à guérir.

Belladona s'emploie presque toujours avec succès contre le gonflement du fourreau.

Bryonia, lorsqu'il y a chaleur.

Camphora, si le gonflement a été subit.

Un cheval s'était trouvé tout à coup incommodé de gonflement du fourreau, et ne pouvait uriner, quoiqu'il se mît en posture de remplir cette fonction. On lui donna $\frac{20}{0}$ sol. *Camph.* Le lendemain il urina, et le gonflement ne tarda pas à se dissiper.

Toxicodendron, médicament principal, avec *Sulphur.* Ce dernier s'emploie contre le gonflement qui suit la castration. *Conium*, lorsque le gonflement a gagné les bourses.

Agaricus, dans le cas assez rare où il s'est formé de petits boutons au fourreau.

Piper hispanicum, *Thuja.* Eggert a guéri avec $\frac{1}{3}$ *Thuja* un cheval incommodé de strangurie, et dont le fourreau était enflé, et présentait quelques fics.

FRÉNÉSIE, INFLAMMATION DU CERVEAU.

Cette maladie attaque rarement les bêtes à cornes; elle est néanmoins quelquefois contagieuse, surtout pendant les chaleurs de l'été, lorsque le bétail manque d'eau fraîche, et qu'on lui fait faire des courses excessives. On la reconnaît aux symptômes suivans, qui sont ceux de la plupart des maladies inflammatoires : les yeux sont brillans, et sortent de la tête; l'animal tient le cou élevé et tendu; il a la bouche brûlante, ainsi que le nez, les oreilles et les cornes. Lorsque la maladie est parvenue à son dernier période, l'animal entre en fureur, se déchire, donne de la tête contre les murs, et court çà et là en mugissant d'une manière effroyable. On remarque aussi des tressaillemens dans diverses parties du corps.

Les brebis attaquées de cette maladie ont le corps brûlant, les yeux rouges et à demi-ouverts. Elles perdent l'appétit, chancellent comme si elles avaient le vertige, et tombent la tête contre terre. Les cochons gras y sont assez sujets pendant les chaleurs de l'été.

Arnica, lorsque l'animal est comme étourdi.

Belladona, si le regard est fixe, et que les veines du cou soient gonflées et battent. C'est en général le médicament qui, avec *Napellus*, convient le mieux pour cette espèce de maladie.

Cannabis. — Chaleur sensible dans les diverses parties du crâne.

Digitalis. — Branlement de la tête, symptômes inflammatoires, yeux à demi fermés et enflammés.

Euphrasia, lorsqu'il y a larmoiement.

Hyosciamus. Ce remède produit un effet salutaire, quels que soient les symptômes de la maladie.

Helleborus albus, pour les chèvres.

Une chèvre manifestait depuis quelque temps la plus violente agitation, et grimpait contre les murs. Lux la guérit avec une dose d'*Helleborus albus* $\frac{3}{12}$.

Mercurius solubilis, lorsque l'animal entre en sueur. On altrene ce médicament tantôt avec *Belladona* ou *Opium*, tantôt avec d'autres remèdes, suivant que l'indique l'ensemble des symptômes.

Mercurius vivus, lorsqu'il y a sueur, agitation ou étourdissement.

Napellus, lorsqu'outre les symptômes inflammatoires généraux, l'animal tient la tête fixée contre le mur, ou qu'il la laisse pendre sous la mangeoire; enfin lorsqu'il a les yeux à moitié fermés, qu'il a l'air triste, et qu'il semble ne rien entendre. Les doses de ce médicament doivent être répétées.

Opium, lorsqu'il y a étourdissement ou somnolence. Ce médicament est tout-à-fait spécifique lorsque la maladie a été occasionée par l'ardeur du soleil.

Squilla, lorsqu'aux symptômes de *Napellus* il se joint l'inflammation des membranes du nez. Dans ce cas on alterne *Squilla* de douze heures en douze heures avec *Napellus*.

On a remarqué que les animaux qui ont mangé des pavots, ne tardent pas à entrer en fureur. Cet état, qui dure une heure, est suivi d'un sommeil profond, et n'a du reste aucune conséquence fâcheuse.

FROID.

Voyez REFROIDISSEMENT, GELÉS.

G.

GALE.

La gale est une maladie cutanée, contagieuse, qui consiste dans une multitude de petites pustules très-rapprochés, accompagnées de démangeaisons très-vives. Toutes les régions du corps y sont sujettes; néanmoins elle affecte plus particulièrement les parties où la peau est plus lâche, et où elle recouvre plus de graisse.

Chez les chevaux.—*Scabiesin equorum*, médicament isopathique.

Je fus appelé le 19 décembre 1833, dit un vétérinaire homœopathe, pour visiter trois chevaux galeux. Je donnai le même jour à deux de ces animaux ¼ *Scabiesin equorum;* le 27, amélioration; répétition de la dose. Le 4 janvier la guérison avait fait de rapides progrès; j'administrai une troisième dose. Le 12 du même mois, guérison complète. — Je soumis le troisième cheval à un autre traitement: le 27 décembre je lui administrai par olfaction *Scabiesin equorum;* le 29, il se forma au côté gauche du garrot plusieurs ampoules qui disparurent d'elles-mêmes au bout de trois jours. Le 4 janvier je fis de nouveau flairer à l'animal le même médicament. Le 12, amélioration; nouvelle olfaction. La démangeaison diminua de jour en jour, et le 20 l'animal fut guéri.

Un cheval, dit Lux, avait à la tête de nombreuses plaques dépourvues de poils et recouvertes d'écailles très-fines; il éprouvait une démangeaison générale dans toutes les parties du corps, se frottait, et paraissait éprouver du soulagement lorsqu'on l'étrillait. Le 28 mai je lui donnai $\frac{5}{1}$ *Psorin sicc.* Le 4 juin la tête était nette et sans croûtes, mais toute la peau était parsemée de petites ampoules semblables à des piqûres d'insectes. Le 12 du même mois je lui administrai une dose $\frac{5}{1}$ *Psorin humid.* Le 18 son maître put l'amener en voyage.

Anthrakin, contre la gale accompagnée de morve.

Un poulain de deux ans, dit Rhost, avait passé le printemps précédent dans un pâturage, et en était revenu en automne dans un état de maigreur excessive. La meilleure nourriture n'avait pu le rétablir. Son poil était clair-semé; des croûtes sèches lui recouvraient tout le corps ; il avait le garrot excorié, sanguinolent et en suppuration, et exhalait une odeur infecte. Ses yeux étaient proéminens et ternes ; il avait assez d'appétit, mais l'aspect de ses excrémens indiquait que ses organes digestifs faisaient mal leurs fonctions. Il avait passé tout l'hiver dans cet état. Le 8 mai je lui donnai $\frac{1}{30}$ *Arsenicum* dans du pain à chanter. Au bout de deux jours le garrot sécha, mais il ne s'opéra aucun changement dans les autres symptômes. Plus tard le maître de ce cheval voulut l'envoyer au pâturage ; mais on refusa de l'y recevoir, comme attaqué de la gale et de la morve. Un examen attentif de l'animal me fit en effet reconnaître qu'outre les symptômes précédens, les membranes du nez étaient blanchâtres et comme mortes; un écoulement de matières muqueuses par une narine annonçait un commencement de morve. Je lui donnai alors le 1.er juin une goutte *Anthrakin*, et je répétai la dose le lendemain. Au bout de huit jours l'animal n'était plus reconnaissable : l'écoulement nasal avait cessé, les membranes du nez avaient repris leur vivacité et leur couleur; la gale disparut, et l'animal acquit un embonpoint et une vigueur dont il n'avait jamais joui auparavant. Cette maladie ne retarda nullement sa croissance.

Les médicamens suivans peuvent également s'employer avec succès contre la gale des chevaux, qui se présente sous les formes les plus variées, et se communique très-facilement.

Arsenicum, lorsque la gale est accompagnée d'ulcères dont les bords sont durs et renversés.

Carbo vegetabilis, dans les cas très-opiniâtres, surtout lorsqu'il y a toux.

Clematis, médicament principal, surtout lorsque l'éruption se déclare par plaques nombreuses.

Jacea a réussi dans un cas où il y avait écoulement de pus aqueux.

Natrum carbonicum et *Sepia* se recommandent pour compléter la cure.

Oleum olivarum a réussi dans plusieurs cas qui n'ont, du reste, été observés que très-superficiellement.

Rana bufo, lorsqu'outre la gale, il y a suppuration partielle à la crinière.

Sassaparilla, lorsque l'éruption a formé des crevasses.

Staphysagria, véritable spécifique lorsque les chevaux se frottent la queue, ou que l'éruption s'est portée sur cette partie. Dans quelques cas assez rares il faut faire suivre *Staphysagria* de *Sepia* et de *Sulphur*.

Sepia, dans un cas où une croûte épaisse s'était formée autour de la jambe gauche, une main au dessus du genou.

Tinctura acris, lorsque les croûtes ont la forme de boutons pointus.

Thuja; lorsque la gale est accompagnée d'eaux aux jambes.

Vinca a guéri un cheval qui, quelques années auparavant, avait éprouvé des accès de vertigo tranquille, et dont la crinière semblait attaquée de la plique.

Zincum, lorsqu'il y a éruption aux reins et affaiblissement de cette partie.

Sulphur, Dulcamara. Un globule *Sulphur*, et dans certains cas $\frac{4}{1}$ *Dulcamara*, administrés tous les jours, guérissent cette espèce de teigne, qui se déclare chez les chevaux par un écaillement farineux partiel et la chute des poils au cou et au front.

Chez les bêtes à cornes.—*Scabiesin boum*, médicament isopathique.

Sulphur, trois doses, une par jour. Ce médicament ne paraît pas avoir, en général, d'influence directe sur l'éruption; mais il agit en détruisant le principe dont elle dérive.

Staphysagria est incontestablement le remède souverain contre la plupart des éruptions chez les bêtes à cornes. Il faut en répéter la dose, lorsque l'éruption est de nature maligne.

Arsenicum, lorsqu'il y a perte de l'appétit ou dérangement des fonctions digestives. Ces symptômes, qui accompagnent souvent la gale chez les bêtes à cornes, peuvent être regardés comme les signes aigus de cette maladie, et méritent une attention particulière. *Arsenicum* agit spécifiquement contre la gale lorsqu'il y a diarrhée périodique.

Dulcamara, remède souverain contre la teigne, surtout lorsqu'il y a écoulement par le nez.

Carbo vegetabilis, si l'animal tousse.

Helleborus albus, précédé de *Sulphur*, lorsque l'animal a de la répugnance pour les alimens, et semble avoir envie de vomir.

Piper hispanicum. — Appétit immodéré, alternant avec dégoût de la nourriture, surtout lorsque l'haleine est brûlante.

Belladona, remède intermédiaire lorsque la démarche est chancelante.

Melampodium et *Mercurius solubilis*, lorsque l'animal bave.

Thuja, lorsque la gale attaque principalement les parties inférieures des extrémités, et donne lieu à une espèce d'eaux aux jambes.

La gale entraîne souvent la mort des jeunes veaux : ils périssent épuisés, et rongés par la vermine.

Dulcamara paraît être un véritable spécifique, surtout lorsqu'on l'administre alternativement avec *Helleborus albus*.

Staphysagria, lorsque la gale est de nature très-maligne.

Sulphur prépare la cure, et la complète chez les jeunes sujets.

Chez les bêtes à laine. —*Scabiesin ovium*, médicament isopathique. *Mezereum.*.

La gale des bêtes à laine est sèche ou humide : dans le premier cas elle se communique aussitôt qu'elle est déclarée ; dans le second elle n'est contagieuse que lorsqu'elle est parvenue à un certain degré. Une brebis galeuse suffit pour infecter un troupeau entier.

Chez les chiens et les chats. Scabiesin canum et *felum.*

Lux a guéri plusieurs gros chiens de chasse qui avaient la gale, avec $\frac{2}{x}$ ou $\frac{3}{x}$ *Scabiesin canum.*

Donnez $\frac{1}{x}$ *Scabiesin felum* aux chats attaqués de la teigne.

Mezereum, dans les cas bénins.

Lycopodium, Sulphur, Bardana, Staphysagria.

J'ai guéri avec ces médicamens, dit le docteur Gross, plusieurs chats galeux, sans que la guérison leur enlevât la voix, ce qui arrive toujours lorsqu'on emploie des linimens extérieurs. Chez un de ces animaux l'affection avait déjà fait tant de progrès, qu'il secouait les pattes en marchant, symptôme qui, suivant les observations que j'ai faites, indique que le mal est parvenu à son dernier période. Néanmoins je parvins à la guérir (c'était une chatte), et depuis elle a mis bas trois fois heureusement.

Kinder a guéri en six semaines, avec un grain

Sulphur 1.ʳᵉ dilution, suivi, au bout de quatorze jours, de six gouttes de jus de grande bardane, un chien de chasse dont tout le corps était envahi par la gale, et dont le nez portait une pustule élevée et suppurante qui avait résisté à tous les médicamens allopathiques.

GANGRÈNE DE L'OS.

Aurum.

GASTRITE ou INFLAMMATION D'ESTOMAC.

La gastrite est assez rare chez les animaux domestiques ; mais elle est dangereuse, en ce qu'elle peut entraîner la gangrène de l'estomac si on la néglige. Les animaux qui en sont atteints perdent l'appétit, manifestent une grande anxiété, et tournent souvent les yeux du côté de la partie affectée ; leur respiration est pénible, et leur pouls dur et rapide, comme dans toutes les fièvres inflammatoires. Les chevaux s'abattent, se relèvent avec précipitation, se roulent, grattent la terre avec leurs pieds de devant, et quelquefois rotent. Les bêtes à cornes, chez lesquelles la gastrite est presque toujours accompagnée d'entérite ou inflammation aux intestins, ont les yeux rouges, le regard tantôt triste, tantôt féroce ; leurs pieds de derrière sont dans une agitation continuelle, et grattent sans cesse la terre. Elles sont saisies de crampes et de douleurs de coliques quelquefois assez violentes

pour mettre l'animal dans une espèce de fureur.
Chez quelques sujets le corps enfle, et l'animal
finit par crever en remuant la queue.

Chez les porcs et les chiens il faut ajouter le vomissement aux symptômes généraux que nous venons de décrire.

On peut attribuer à plusieurs causes l'inflammation de l'estomac: elle peut être produite par
l'usage du trèfle récemment fauché, par un régime
alimentaire trop surchargé de grains, par le passage alternatif du chaud au froid, par exemple si,
en sortant d'une étable bien chaude, le bétail
mange de la neige ou boit de l'eau froide; enfin
lorsque l'animal a avalé des substances vénéneuses ou des corps pointus, tels que des os, du
verre, etc.

Arsenicum est sans contredit le remède souverain contre la gastrite. On peut le faire précéder
d'une dose *Napellus*.

Belladona, lorsque le ventre est ballonné.

Bryonia et *Helleborus*, lorsque l'animal ne
fiente pas.

Coffea cocta arrête les progrès du mal lorsqu'on l'administre dès l'apparition des premiers
symptômes.

Hyosciamus, lorsque le boyau culier est tout-à-
fait obstrué.

Ipecacuanha, et au bout d'une heure *Arsenicum*, lorsque l'animal a été échauffé par le fourrage,

et rote. On obtient aussi, dans ce cas, de bons effets de *Napellus*.

Stramonium, toutes les fois que l'animal manifeste de l'agitation après avoir bu et mangé : car, quoique l'animal ait presque entièrement cessé de manger, il mâche néanmoins de temps en temps une poignée de foin. C'est alors qu'il se montre très-agité. *Euphorbium* et *Ranunculus sceleratus* ont aussi beaucoup d'efficacité contre ce dernier symptôme.

GASTROCÈLE.

Eggert en a guéri une vache avec trois doses ⅙ *Aurum foliatum*.

GELÉS (Membres).

On rétablit les membres gelés en les frottant, sans retard, avec de la neige, de la glace ou de l'eau froide.

Pulsatilla. Un chien avait une oreille gelée ; cette partie était gonflée, brûlante, et très-sensible au toucher. $\frac{3}{15}$ *Pulsatilla* ont suffi pour la rétablir.

GENOU (Fongus au).

Cette affection est la suite d'une contusion, ou provient d'un principe morbide intérieur.

Arnica, intérieurement et extérieurement, dès l'apparition de la maladie. *Chamomilla*, lorsque le fongus est formé.

Baryta carbonica, lorsque le fongus à l'aspect d'une tumeur lardacée.

Bryonia, lorsque, pendant le traitement, le fongus dégénère en une tumeur volumineuse, brûlante et tendue. Cette tumeur ne tarde pas à disparaître avec le fongus.

Chamomilla est un remède intermédiaire puissant.

Calcarea carbonica, lorsque le fongus ressemble à une tumeur enkystée.

Conium et Ledum, lorsqu'il y a induration.

Silicea, lorsqu'un point du fongus commence à suinter.

Sulphur, lorsque le fongus a disparu.

GLANDES (Gonflement des).

Chamomilla résout le gonflement des glandes, qui est souvent la suite d'une gourme latente ou négligée, et qui entreprend quelquefois les glandes salivaires et parotides.

Baryta carbonica, et quelquefois aussi *Bryonia*, lorsque le gonflement est brûlant et tendu, et que l'animal témoigne de la douleur si l'on y porte la main.

Aurum et Argentum, dans les cas assez rares où le gonflement des glandes s'étend en forme de collier, et résiste à tous les autres médicamens.

Belladona fait ouvrir les tumeurs lorsqu'elles ont été trop négligées pour qu'on puisse encore espérer de les résoudre. On peut aussi employer *Cocculus* et *Sulphuris Hepar*.

Antimonium crudum, $\frac{4}{3}$, contre le gonflement des glandes accompagné d'aversion pour la nourriture.

Pulsatilla, $\frac{4}{4}$.—Fiente molle, toux sèche et douloureuse, gonflement au ventre et aux cuisses.

Arnica $\frac{3}{3}$, s'il y a rétention d'urine.

Arsenicum $\frac{2}{6}$, si la diarrhée est aqueuse, et les tumeurs froides.

Spongia $\frac{2}{1}$, si la respiration est sifflante.

Mercurius vivus, particulièrement lorsqu'on remarque une espèce de flux de salive.

Asa, lorsque le pus est aqueux.

Arsenicum, lorsque les bords de l'ulcère sont renversés.

Pulsatilla, lorsque les ulcères prennent le caractère de fistules.

Ces quatre derniers médicamens se recommandent pour les cas, assez rares d'ailleurs, où la guérison est lente et rebelle.

Voyez SUPPURATION DES ULCÈRES.

GONFLEMENT GOITREUX.

Spongia. Kozischek a guéri en six jours un agneau qui était incommodé d'une tumeur de la grosseur d'une noix.

GOURME.

Dulcamara agit spécifiquement en ce que la gourme provient souvent d'un refroidissement au printemps et en automne. Elle dissipe toute espèce d'écoulement nasal avec ou sans toux, l'engorgement léger des glandes sous le cou, et la perte de l'appétit. On en donne deux ou trois doses.

Un cheval de carrosse âgé de quatre ans mangeait mal, avait la respiration courte, surtout en marchant, et était incommodé d'une toux violente, et d'un écoulement de mucosités par la narine gauche. *Dulcamara*, $\frac{7}{24}$, détermina une amélioration générale. Une nouvelle dose $\frac{7}{24}$ du même médicament fut administrée au bout de quatre jours, et dissipa en peu de temps tous les symptômes.

Une jument de selle de six ans était incommodée d'une gourme si violente, qu'il ne se passait pas une minute sans qu'elle toussât, s'ébrouât, ou éternuât, quelle que fût la lenteur de sa marche. On lui administra $\frac{1}{6}$ *Dulcamara* : il se détermina le lendemain un écoulement par le nez, et le surlendemain l'animal fut parfaitement rétabli.

Kinder a guéri en trois jours, avec $\frac{6}{6}$ *Dulcamara*, un cheval âgé de vingt-quatre ans, chez lequel la gourme était accompagnée d'une toux violente.

Pulsatilla, spécifique lorsque le froid des pieds se joint aux symptômes qui précèdent. On ne doit la considérer que comme médicament intermédiaire.

Euphrasia.—Larmoiement, avec ou sans inflammation, accompagnée d'écoulement de mucosités liquides par le nez, avec toux.

Belladona, contre l'inflammation des yeux avec ou sans toux.

Capsicum, lorsque la toux est très-rauque, et que le médicament précédent ne l'a point dissipée.

Ignatia, et ensuite *Carbo vegetabilis*, lorsque la toux est chronique. On peut aussi employer dans ce cas *Conium* et *Phellandrium*.

Arsenicum alterné avec *Dulcamara*, lorsque l'écoulement nasal est opiniâtre.

Ipecacuanha ou *Pulsatilla*, mais surtout *Vomica*, lorsque l'animal ne recouvre pas l'appétit.

Napellus, contre les divers symptômes inflammatoires qui se manifestent quelquefois dans le cours de la maladie.

Calcarea sulphurica, contre le gonflement des glandes avec bouffissure érysipélateuse de la tête.

Belladona, lorsque la déglutition est empêchée.

Vomica, lorsque les excrémens sont en outre petits, noirs et durs.

Opium, $\frac{6}{x}$, administré à plusieurs reprises, contre le flux de salive visqueuse. Il a plus d'efficacité, dans ce cas, que *Mercurius vivus*.

Dulcamara, *Napellus*, *Vomica*, *Chamomilla*, *Belladona* et *Mercurius vivus*, $\frac{6}{x}$, s'administrent avec succès dès le principe de la maladie.

La gourme occasione souvent sympathiquement diverses affections nasales. Voyez MALADIES DU NEZ.

Schmager décrit comme il suit le traitement de la gourme :

Dès le début de la maladie, aussitôt que la fièvre se déclare, et que l'on remarque aux ganaches et aux glandes sub-maxillaires un commencement d'enflure qui prend du développement, et qu'en outre les membranes du nez sont enflammées et les yeux larmoyans, il est à propos d'administrer quelques doses $\frac{5}{15}$ *Napellus*, qu'on laisse opérer pendant trente-six heures au moins. On donne ensuite une ou deux doses *Dulcamara*, $\frac{5}{15}$, à un intervalle de deux jours. Si, pendant le traitement, le gonflement de la ganache s'étend à la tête, on administrera une dose *Belladona*. S'il arrive que, malgré ce médicament, l'enflure devienne de plus en plus œdémateuse, et que les yeux soient en même temps tuméfiés, on aura recours à une dose *Arsenicum*.

Lorsque la maladie dure depuis sept ou huit jours, et que le gonflement des glandes de la ganache suit un cours régulier, sans accident fâcheux, une dose *Spiritus sulphuris* produit de bons effets ; la tumeur s'amollit, et mûrit ; on peut alors l'ouvrir, ou, ce qui vaut mieux encore, la laisser s'ouvrir d'elle-même.

Quant au traitement extérieur, il faut, avant tout, avoir soin de tenir chaudement la gorge de l'animal, en lui attachant une peau autour du cou, et en frottant de temps en temps cette partie avec du sain-doux chauffé. Il faut éviter de lui donner à boire de l'eau froide.

Ce traitement s'applique avec un égal succès aux diverses espèces de gourme distinguées par les vétérinaires allopathes.

Si les glandes restent engorgées après la guérison, administrez $\frac{1}{15}$ *Spongia*.

Lux rapporte la cure suivante : Un cheval de cinq ans avait la gourme : les glandes de la ganache étaient gonflées, la membrane du nez enflammée, et la compression du larynx déterminait une toux suffocante. Ce cheval était revenu quelque temps auparavant d'un voyage pendant lequel il n'avait mangé que de l'herbe, et la gourme paraissait avoir été déterminée par le changement de nourriture. Le 8 octobre 1824 je lui donnai $\frac{5}{0}$ *Dulcamara*. Le 16 il était un peu plus gai : je lui administrai $\frac{20}{0}$ du même médicament. Le 24, écoulement abondant, et mêmes symptômes qu'auparavant : $\frac{5}{0}$ *China*. Le 26 l'écoulement fut plus fort, et les matières se collèrent autour des narines ; l'animal était plus gai. Le 30 le gonflement des glandes sub-maxillaires était presque dissipé ;

mais l'écoulement nasal était si abondant, que le cocher déclarait n'en avoir jamais vu de pareil. Le 31, *Hyosciamus*, $\frac{6}{0}$; le 5 novembre, $\frac{10}{0}$ *Opium;* le 9 novembre, $\frac{10}{0}$ *China;* le 13 novembre l'engorgement des glandes de la ganache avait cessé : je donnai *Pulsatilla*, $\frac{12}{0}$. Le 21 novembre, plus de toux, plus de nodosités, ni d'écoulement nasal, la paroi séparative du nez était encore enflammée; mais *China*, $\frac{6}{0}$, dissipa ce dernier symptôme.

GOUTTE.

Belladona, Bryonia, Dulcamara, lorsqu'elle provient d'un refroidissement. — *Pulsatilla, Napellus, Vomica.*

La cause la plus ordinaire de la goutte est le refroidissement. Les vieux chiens qui couchent sur la pierre ou sur du fumier y sont surtout sujets. Elle se révèle par la paralysie de l'une ou de l'autre jambe, et quitte souvent les extrémités pour se porter sur d'autres parties.

Toxicodendron, contre la goutte des oiseaux.

GUÊPES (Piqures de).

Crabrin, médicament isopathique.

H.

HÉMATURIE, ou PISSEMENT DE SANG.

Ipecacuanha doit s'administrer dès l'apparition des premiers symptômes, aussitôt que l'on s'aperçoit que l'urine de l'animal est rouge. Les doses doivent se succéder rapidement. Une seule suffit quelquefois pour arrêter les progrès du mal. Si l'affection a pris dans la localité un caractère épizootique, il faut, dès son début, administrer *Ipecacuanha*, lors même que les symptômes sembleraient exiger le choix d'un autre médicament.

Napellus, médicament intermédiaire, lorsque des symptômes inflammatoires, tels que la sècheresse et la chaleur de la bouche, tendent à se manifester.

Phosphorus, lorsque ces symptômes d'inflammation se sont déclarés, et que les battemens du cœur augmentent.

Uva ursi a montré une grande efficacité dans un cas où le pissement de sang était presque continuel.

Helleborus albus, s'il survient quelque symptôme de constipation, auquel cas la maladie dégénère ordinairement en *sang de rate*.

Cantharides. Genzke guérit l'hématurie en donnant par jour à l'animal une, et même deux doses *Cantharides*, 1.re dilution.

Un bœuf pissait le sang, dit Kinder; j'avais

employé en vain le salpêtre, le sel de Glauber, et autres drogues prescrites en pareil cas, lorsque j'administrai, à midi, $\frac{2}{30}$ *Cantharides*. Le lendemain matin, à dix heures, je retournai voir mon malade; son urine avait repris sa couleur naturelle; il mangeait mieux, était gai, et fientait sans témoigner de douleurs.

HÉMOPTYSIE, CRACHEMENT DE SANG.

Arnica, Crocus, Napellus. Comparez avec Vomissement de sang.

HÉMORRHAGIE, PERTE DE SANG.

Arnica, China, Crocus, Ledum, Millefolium, Napellus, Vomica.

Millefolium, appliqué extérieurement, étanche le sang des blessures.

Napellus, suivi d'*Arnica*, lorsque la perte de sang est violente, pour prévenir la fièvre. On alterne ces deux médicamens lorsque la fièvre est très-intense.

China répare les forces affaiblies par l'hémorrhagie.

Crocus, *Ledum* et *Vomica* s'emploient surtout lorsque la perte de sang a lieu par la bouche et le nez, à la suite d'une chute, d'une contusion, ou de tout autre accident.

HERNIE.

Arnica, intérieurement et extérieurement. *Napellus*, lorsqu'il y a inflammation. *Sulphuris Acidum*, extérieurement.

On donne le nom de hernie au déplacement d'un organe et à sa sortie entière ou partielle du lieu où il était placé.

Les bêtes à laine et les porcs sont peu sujets aux hernies; mais le bœuf et la vache, en se battant dans les pâturages, se font avec leurs cornes des plaies plus ou moins graves sur les muscles abdominaux, par lesquelles les intestins s'échappent de la cavité. Dans les hernies simples la peau n'est pas divisée, et contient les intestins déplacés.

On a donné différens noms aux hernies, suivant la région où elles ont lieu. On appelle hernies *ventrales* toutes celles qui ont lieu à travers les muscles abdominaux; *ombilicales*, par l'ombilic; *inguinales*, celles qui sortent par l'anneau inguinal; *scrotales*, celles qui descendent dans le scrotum; *crurales*, celles qui ont lieu par l'arcade des cuisses.

On reconnaît les hernies à la présence d'une tumeur molle, plus ou moins étendue, sans chaleur, insensible, et que l'on peut faire, dans plusieurs cas, rentrer avec la main.

La réduction de la hernie, lorsqu'il n'y a point de plaie, n'offre aucune difficulté : il suffit de com-

9*

primer la tumeur, et de maintenir l'intestin dans sa cavité à l'aide d'une ceinture que l'on passe sous le ventre de l'animal et que l'on attache sur le dos. On enlève ce bandage lorsque la plaie des muscles s'est cicatrisée, ce qui arrive au bout de quatre à cinq semaines. Il faut éviter, pendant le traitement, de donner à l'animal des alimens venteux.

S'il y a plaie, il faut recoudre l'ouverture après avoir fait rentrer l'intestin, et y pratiquer des lotions d'eau arniquée.

Les poulains qui viennent de naître sont sujets à la hernie ombilicale : la tumeur se ratatine et tombe si l'on a soin de la frotter deux fois par jour avec *Sulphuris Acidum.*

HYDROPHOBIE.

Voyez RAGE.

HYDROPISIE DE POITRINE.

Cette maladie, particulière aux bêtes à cornes, est enzootique, et ne se communique ni par l'air, ni par le toucher. Ses symptômes extérieurs peuvent se diviser en quatre périodes bien distinctes :

1.re *Période.* — Respiration courte, pénible, et espèce d'halètement qui augmente pendant le mouvement. Si l'animal se tient de préférence couché sur un flanc plutôt que sur un autre, c'est un signe qu'il n'y a de l'eau que d'un côté. On reconnaît qu'il y en a dans les deux lorsque l'animal ne peut rester couché ni sur le flanc droit, ni sur le flanc gauche. Il se repose presque toujours sur le plat du ventre ; quelquefois il se couche un instant sur ses genoux repliés ; mais il ne tarde pas à se relever.

Chez les jeunes bêtes à cornes on ne sent les battemens du cœur que dans l'état de faiblesse ; mais ils deviennent sensibles lorsque l'animal fait le moindre mouvement. Si l'on porte la main à la région du cœur, on y sent des espèces de globules qui roulent et changent de place ; on entend en même temps des gargouillemens dans la cavité du thorax. C'est à ces symptômes que l'on reconnaît l'hydropysie de poitrine.

Le pouls est irrégulier, et un peu plus rapide que chez les vaches en santé. Les parties environnantes des yeux et du nez, la bouche, les gencives, la langue, etc., sont pâles et bouffies ; les yeux sont caves, ternes et humides ; l'intérieur du nez est enduit d'une humeur visqueuse, et la bouche remplie d'une salive dégoûtante. La peau blanche de l'œil n'est point enflammée. Les dents incisives sont déchaussées et ébranlées.

Les animaux atteints d'hydropisie de poitrine se tiennent toujours debout pendant la rumination, ou se relèvent immédiatement lorsqu'ils se couchent en ruminant. Cette fonction est aussi moins fréquente que dans l'état de santé. Les sujets attaqués d'une fièvre inflammatoire restent presque continuellement couchés ; ceux qui sont atteints d'hydropisie de poitrine aiment, au contraire, à rester debout. Le lait diminue chez les vaches. L'animal est triste et indolent dans sa démarche, sans toutefois baisser la tête. Ces symptômes durent quelques semaines.

2.e *Période*. — Toux rauque et sèche. La respiration devient plus accélérée et plus courte, et l'animal commence à battre des flancs. Si la toux se joint à ces symptômes, c'est un signe que l'eau a pénétré dans le tissu cellulaire des poumons. Les battemens du cœur sont quelquefois sensibles au côté droit de la poitrine, et l'on sent en même temps au côté gauche un battement notable produit par un corps dur et volumineux. Ces symptômes annoncent l'induration de l'aile gauche du poumon. — Le pouls est mou et ondoyant, ni rapide, ni plein. Le lait est tari; la bouche est pleine de mucosités.

3.e *Période*. — La toux est plus violente; la respiration très-pénible et râlante. L'haleine est fétide; l'animal perd l'appétit, a l'air triste, et devient de plus en plus maigre.

4.e *Période*. — L'animal a tout-à-fait cessé de manger et de ruminer. Son pouls devient de plus en plus dur et petit; des mucosités fétides, claires, sanieuses, rougeâtres et brunes lui coulent du nez; sa poitrine râle. Il n'est bientôt plus qu'un squelette vivant, et finit par périr suffoqué.

Je guéris l'hydropisie de poitrine, dit Lux, avec *Kali carbonicum crudum* (potasse), sans

le secours d'aucun autre médicament. La dose
pour un animal adulte est d'une once, que j'administre moitié le matin, moitié le soir, dans une livre
d'eau. L'expérience m'a appris que des doses
moins fortes seraient insuffisantes. Une demi-once
par jour suffit pour les animaux qui ont moins de
six mois; mais passé cet âge il faut leur en donner
une once. L'amélioration ne tarde pas à se déclarer: la respiration devient plus libre, la toux diminue, l'appétit revient, l'animal se remet à ruminer, la sécrétion du lait reprend son cours chez
les vaches, et la guérison est complète au bout de
quatorze jours.

On peut remplacer la potasse par une poignée
de cendres de bois que l'on mêle deux fois par
semaine dans la boisson de chaque vache. Ce
préservatif doit s'administrer à l'issue de l'hiver,
lorsque le bétail quitte l'étable, surtout s'il doit
pâturer dans des bas-fonds marécageux, ou si le
printemps est humide. Le cultivateur aura soin
de ne pas tenir trop chaudement ses bêtes à cornes,
et de ne jamais leur donner des alimens qu'il
aura fait cuire ou bouillir, avant qu'ils soient
refroidis.

Kali carbonicum préparé homœopathiquement
aurait encore plus d'efficacité que dans son état naturel.

Lux regarde *Spiritus sulphuratus* et *Kali carbonicum* comme les remèdes principaux de l'hy-

dropisie de poitrine; mais leur action demande à être préparée ou secondée par d'autres médicamens.

Dès le début de la maladie :

Bryonia, lorsque la maladie provient d'un refroidissement, et notamment lorsqu'il y a courbature.

Arsenicum, si elle a pour cause un mauvais régime alimentaire, et que la rumination ne suive pas un cours régulier.

Vomica, si le mal provient de ce que l'animal a bu des matières alcoholiques. J'administre ces remèdes, dit Laie, une, et même deux fois par jour, suivant les circonstances; j'alterne surtout *Bryonia* avec *Arsenicum*, et *Vomica* avec *Arsenicum*, et je continue jusqu'à ce que l'animal ait repris sa gaieté, et que la rumination soit rétablie. Même après la guérison je continue d'administrer quelques doses des médicamens principaux.

Si la maladie a déjà fait des progrès, et que la toux se soit déclarée, il faut administrer *Kali carbonicum* de préférence à *Spiritus sulphuris*, lorsque ce sont les symptômes de la respiration qui prédominent. Si, dans ce dernier cas, ni *Kali carbonicum* ni *Spiritus sulphuris* ne calment la toux, il faut recourir à *Ammonium muriaticum*.

Dans la plupart des cas je répète tantôt *Kali carbonicum*, tantôt *Spiritus sulph.*, tous les deux ou trois jours. Mais j'emploie les médicamens suivans comme intermédiaires contre les symptômes accessoires aux affections du poumon.

Argilla. — Constipation, diarrhée, inertie des organes de la rumination. Il faut en répéter la dose.

Opium. — Constipation avec évacuation de matières adustes; pouls à peine sensible dans la troisième période.

Pulsatilla et *Helleborus.* — Diarrhée avec froid des extrémités, frisson fébrile.

Arsenicum. — Paralysie des organes de la rumination.

On parvient à résoudre avec deux doses *China* les tumeurs hydropiques qui se forment aux jambes et à la poitrine de l'animal, pourvu qu'elles n'aient pas pris trop de volume. Il faut dans ce cas ouvrir la tumeur, et faire écouler l'eau qu'elle contient, car l'expérience prouve que dans les affections d'hydropisie une ponction préalable facilite la guérison.

Arsenicum est surtout approprié à l'hydropisie lorsqu'elle est accompagnée de flux de mucosités fétides par la bouche et le nez; *Bryonia*, lorsque la respiration est profonde, ou les excrémens très-compactes; *Pulsatilla*, lorsqu'il y a froid aux extrémités, ou diarrhée alternant avec constipation.

HYDROPISIE DU VENTRE.

Voyez ASCITE.

I.

ICTÈRE.

Voyez Jaunisse.

INDIGESTION, FAIBLESSE DES ORGANES DIGESTIFS, MAUVAISE DIGESTION.

Vomica et *Dulcamara* ont beaucoup d'efficacité contre l'indigestion lorsqu'elle provient d'un refroidissement. Les animaux qui digèrent mal maigrissent de plus en plus tout en mangeant et buvant beaucoup ; ils rendent les alimens sans les avoir digérés ; leurs excrémens sont ordinairement secs et très-durs.

Un cheval avait perdu l'appétit ; son poil était lisse, et son ventre rétracté ; lorsqu'il respirait, on apercevait le bout de ses fausses côtes. Ses excrémens étaient peu abondans, en petits globules durs et noirâtres. $\frac{4}{5}$ *Vomica*, soir et matin, le guérirent en trois jours.

Un étalon brun âgé d'un an, dit Kinder, avait peu d'appétit, et était incommodé de borborygmes ; ses excrémens étaient tout-à-fait secs. Le 25 janvier je lui donnai $\frac{2}{6}$ *Vomica*. Le 30 il mangeait mieux, et fientait copieusement ; mais, comme les borborygmes n'avaient pas cessé, j'administrai $\frac{2}{6}$ *Dulcamara*. Le 8 février les borborygmes continuaient, mais l'animal mangeait et fientait comme à l'ordinaire. Le 10 je lui fis prendre un grain de *Cocculus*. Le 25 on entendait encore quelques légers borborygmes : $\frac{6}{6}$

Taraxacum. Le 1.er mars, encore des borborygmes : je répétai *Cocculus.* Le 11, guérison complète.

Antimonium crudum. — Excrémens par globules volumineux et assez compactes, dégoût pour les alimens.

Un cheval de trait reculait de toute la longueur de sa corde lorsqu'on mettait du fourrage dans sa mangeoire. Il refusait obstinément de manger du foin, quoiqu'il l'aimât beaucoup auparavant ; l'évacuation avait lieu par masses, et non en globules. 3/3 *Antimonium crudum* dans de l'eau, trois fois par jour, le guérirent en vingt-quatre heures.

Asarum. — Excrémens en bouillie, striés de mucosités rougeâtres.

Une vache mangeait peu, ne ruminait plus ; ses excrémens étaient mous, recouverts de mucosités sanguinolentes, et l'on y reconnaissait encore des fragmens de pommes de terre que l'animal avait rendus sans les avoir digérés. 3/4 *Asarum* matin et soir le rétablirent en trois jours.

Pulsatilla. — Fiente claire et fétide. L'animal témoigne de la douleur à l'estomac par des gémissemens.

Une vache avait perdu l'appétit, et cessé de ruminer ; sa respiration était pénible ; ses excrémens liquides ; et elle était incommodée d'une toux brève et sèche. Une seule dose 4/4 *Pulsatilla* dissipa tous ces symptômes.

La voracité des porcs les expose à de fréquentes

indigestions, qui sont accompagnées, chez ces animaux, d'une toux sèche et brève. $\frac{4}{6}$ *Pulsatilla,* deux fois par jour, est le meilleur remède à leur donner dans cette circonstance.

Chamomilla. — Diarrhée avec ballonnement du ventre.

Un veau avait perdu l'appétit, et se frappait souvent le ventre avec les jambes de derrière; ses excrémens étaient liquides. Une seule dose $\frac{2}{1}$ *Chamomilla* dans de l'eau suffit pour le guérir.

Arsenicum. — Diarrhée aqueuse, sans douleur.

Une vieille jument était incommodée d'une diarrhée aqueuse et d'un gonflement au larynx; ses poils étaient hérissés, et sa démarche languissante. $\frac{4}{8}$ *Arsenicum,* deux fois par jour, la guérirent en trois jours.

Deux doses $\frac{4}{8}$ *Arsenicum* ont également guéri, en vingt-quatre heures, une vache qui avait perdu l'appétit, et dont la fiente s'échappait par jets liquides, mais sans démonstration de douleur.

Arnica. — Douleur dans les jambes.

Une jument brune avait perdu l'appétit; sa fiente était ordinaire; elle se mettait fréquemment en posture d'uriner, mais sans résultat; enfin elle piétinait sur les pierres, et ses sabots étaient chauds. $\frac{4}{4}$ *Arnica,* trois fois par jour; au bout de trois jours, guérison.

Bryonia. — Gonflement aux articulations des jambes, avec claudication.

Un bœuf de trait avait un grand nombre d'ulcères très-profonds, surtout à l'arrière-train. Il avait aux reins plusieurs plaies de la largeur de la main, qui secrétaient une humeur purulente grise et liquide; on sentait avec la sonde que les os étaient décharnés en plusieurs endroits. Les articulations des jarrets des jambes postérieures étaient excessivement gonflées, et recouvertes soit d'ulcères, soit de cicatrices d'anciens ulcères. L'animal ne pouvait faire de mouvement sans paraître éprouver de vives douleurs; il se tenait accroupi, et tremblant comme l'agneau nouvellement tondu lorsqu'il pleut. Il était d'une maigreur excessive, quoiqu'il fût très-bien nourri. Neuf mois auparavant ce bœuf avait bu avec avidité de l'eau froide en revenant d'un travail qui l'avait échauffé, et il en était résulté une indigestion accompagnée de claudication, à la suite de laquelle s'était déclaré le frisson. Je lui fis administrer ⅜ *Bryonia* deux fois par jour. Trois semaines après, tous les ulcérés étaient guéris, et les anciens poils tombés; l'animal était aussi lisse qu'une anguille, et il prit assez d'embonpoint pour être vendu à un boucher au bout de deux mois.

Kali sulphuratum. — Excrémens liquides et grand abattement.

Un jeune veau qui ne mangeait presque rien depuis plusieurs jours, tomba tout à coup malade : il était étendu sans mouvement, ses pieds et ses

oreilles étaient froides, et ses excrémens liquides,
sans toutefois que la diarrhée fût bien prononcée.
On lui administra une pincée *Kali sulphurat.* dans
de l'eau. Aussitôt qu'il l'eut avalée, il releva la tête,
rapprocha ses jambes, et se mit à ruminer. Au bout
d'une demi-heure il se leva, s'approcha du râtelier
et mangea. Tous les symptômes avaient disparu.

  Helleborus albus,   } vomissement, suffoca-
  Antimonium crudum : } tion.

Une vache ne mangeait plus, et éprouvait des
suffocations comme pour vomir; elle avait l'air
triste; ses excrémens étaient mous; elle manifestait
une grande répugnance pour la nourriture, et se
retirait lorsqu'on lui présentait le seau. $\frac{3}{3}$ *Antimonium crudum* dans de l'eau, administrés deux
fois par jour pendant vingt-quatre heures, la guérirent complètement.

Un bœuf de trait maigrissait tout en mangeant
avec son appétit ordinaire; ses excrémens étaient
très-mous, et il éprouvait, pendant le labourage,
des suffocations comme s'il eût voulu vomir. $\frac{4}{6}$ *Helleborus albus,* deux fois par jour, dissipèrent tous
ces symptômes en quatre jours.

Napellus et *Arsenicum,* lorsque la rumination
est interrompue et qu'il se déclare quelque symptôme d'inflammation.

Pulsatilla, lorsque la suppression de la rumination n'est que temporaire, et en général dans les
cas chroniques.

Il faut quelquefois, suivant les circonstances, alterner ces médicamens.

INDURATION DES PARTIES GÉNITALES
CHEZ LES CHIENNES.

Scirrhomin, médicament isopathique.

INFLAMMATION EN GÉNÉRAL.

Napellus, médicament principal.

Bryonia, lorsque le gonflement est brûlant et tendu.

Pulsatilla, lorsque la tumeur est entourée d'un cercle enflammé.

Toxicodendron, lorsque l'animal témoigne de la douleur quand on porte la main à la tumeur.

Belladona, Ignatia, Vomica, Mercurius, Sulphur, Spongia, Digitalis, Drosera, Cannabis, Arsenicum, Squilla, Senega, contre l'inflammation des ulcères.

INFLAMMATION D'ENTRAILLES
CHEZ LES OISEAUX.

Cette maladie, qui a pour cause une nourriture trop abondante et trop substantielle, est assez commune chez les oiseaux de volière, particulièrement chez les serins. L'animal a le bas-ventre rouge, dur et ballonné, et mange beaucoup. Administrez *Napellus*.

INFLAMMATION D'ESTOMAC.

Voyez GASTRITE.

INFLAMMATION DU FOIE.

Voyez FOIE.

INFLAMMATION DES INTESTINS.

Voyez ENTÉRITE.

INFLAMMATION DE POITRINE.

Nous entendons par inflammation de poitrine l'inflammation des parties internes de la cavité pectorale. Il n'est guère possible, en effet, de préciser si l'inflammation s'est portée sur tel ou tel organe, et si elle a attaqué les poumons ou le cœur, la plèvre ou les muscles du diaphragme. Cette distinction importe peu pour la cure, puisqu'il ne s'agit que d'examiner avec soin et de reconnaître les divers symptômes de la maladie, quel qu'en soit le siége. L'augmentation de chaleur naturelle, une soif ardente, l'accélération de l'haleine et du pouls, la toux, l'inappétence, sont les symptômes que l'on remarque dans toutes les affections de cette nature.

C'est le caractère des symptômes accessoires qui doit servir de guide dans le choix des médicamens.

Napellus, lorsqu'il y a grande anxiété, agitation, et que l'urine est rare et foncée.

Toxicodendron, lorsque la peau est brûlante, et que ce symptôme alterne avec le frisson.

Bryonia, lorsque la respiration est pénible.

Squilla, si la toux est douloureuse, et l'émission de l'urine fréquente et peu abondante.

Arnica, toutes les fois que l'animal témoigne de la douleur lorsqu'on porte la main à la partie affectée.

Un cheval avait été forcé par une longue course; sa respiration était rapide, anxieuse; il avait le larynx sec, et une soif ardente. Lorsqu'il marchait, ses jambes étaient raides, et il paraissait en souffrir, quoiqu'on n'y remarquât aucun gonflement. On lui administra $\frac{3}{4}$ *Napellus* de deux heures en deux heures, dans de l'eau pure. Au bout de deux heures la respiration était plus tranquille, et l'appétit revenu. On continua de donner le même remède de trois heures en trois heures, et le lendemain les mouvemens de l'animal avaient repris toute leur souplesse.

Une vache restait continuellement debout, les jambes de devant écartées; elle râlait douloureusement; sa respiration était rapide et brûlante; elle avait cessé de manger; ses excrémens étaient liquides, mais peu abondans. Elle urinait souvent, mais peu à la fois. Son corps, et surtout ses oreilles et ses pieds, étaient froids. *Napellus*, $\frac{9}{4}$, deux fois par heure, ne produisirent aucun effet. On administra $\frac{4}{6}$ *Squilla,* de demi-heure en demi-heure. Dès la troisième dose la respiration fut plus calme, les oreilles et les pieds reprirent leur chaleur naturelle, et trois heures après l'animal était hors de danger. *Squilla* de six heures en six heures pendant deux jours, acheva la guérison.

Voyez INFLAMMATION DU POUMON.

INFLAMMATION DU POUMON.

Voyez PÉRIPNEUMONIE.

INFLAMMATION DE LA RATE.

Voyez SPLÉNITE.

INFLAMMATION DES REINS, PISSEMENT DE SANG.

L'inflammation des reins est souvent la suite d'une contusion; mais elle a encore d'autres causes, par exemple, la présence de graviers dans les reins, un échauffement ou un refroidissement. Elle attaque aussi quelquefois les animaux qui ont mangé des herbes nuisibles, notamment des plantes de l'espèce des renoncules.

On reconnaît cette maladie aux symptômes suivans : l'animal est en proie à une fièvre ardente continuelle; il perd entièrement l'appétit; ses lèvres et sa langue sont arides, et ses excrémens secs et peu abondans. Il est inquiet, courbe le dos, retourne souvent la tête du côté des reins, et semble éprouver une vive douleur dans cette partie lorsqu'on y porte la main. Les chevaux se raidissent, et semblent éhanchés. Les bêtes à cornes rapprochent leurs pieds de devant de leurs pieds de derrière. L'urine, d'abord limpide, claire et aqueuse, prend une teinte rouge et s'épaissit lorsque l'inflammation diminue.

Arnica, lorsque la maladie a pour cause une contusion, et lorsque l'animal semble éprouver des douleurs au boulet.

Belladona, quand les yeux sont troubles et hagards.

Cannabis, lorsqu'il y a grande agitation, sans aucun symptôme inflammatoire.

Cantharides, alternativement avec *Phosphori Acidum*, toutes les fois que l'animal semble éprouver des douleurs en ruminant.

Lorsqu'à ce symptôme se joint le froid des pieds et des oreilles, on administre *Pulsatilla*.

Cocculus, lorsque la paralysie des reins augmente.

Colocynthis, si l'animal est en fureur, et regarde ses flancs.

Napellus, par doses répétées à de petits intervalles, lorsque la fièvre est violente; mais hors ce cas il vaut mieux recourir à un autre remède, pour ne point retarder la guérison : car *Napellus* n'a d'autre effet que de diminuer l'intensité de la fièvre, et n'apporte d'ailleurs aucun changement dans l'ensemble des autres symptômes de la maladie.

Nitrum est incontestablement le médicament souverain contre les symptômes de l'inflammation des reins. Il forme, alterné avec *Nux vomica*, la base du régime homœopathique de cette maladie. Les doses alternées de ces deux médicamens peuvent être répétées cinq à six fois, et même davantage, lorsqu'un symptôme accessoire nécessite un remède intermédiaire.

Plumbum et *Thuja*, lorsque les symptômes sont compliqués. *Plumbum* est surtout employé avec succès lorsque la fiente est sèche, ou qu'il y a constipation.

Belladona, *Cannabis*, *Cocculus*, *Colocynthis*, *Sulphuris Hepar*, *Plumbum* et *Thuja* sont les médicamens auxquels il faut recourir lorsque la maladie prend un caractère chronique, c'est-à-dire lorsqu'elle dure depuis huit à douze jours.

En général il faut tâcher de choisir pour cette maladie un des remèdes indiqués contre les affections des voies urinaires, notamment *Pulsatilla*, *Cantharides*, *Hyosciamus*, *Digitalis*, *Squilla* et *Nitrum*.

INFLAMMATION DE LA VESSIE.

Les bêtes à cornes sont beaucoup moins sujettes à l'inflammation de la vessie que les chevaux. Cet accident est aussi plus commun et plus opiniâtre chez les jumens et les chevaux hongres que chez les chevaux entiers. Les animaux qui en souffrent mangent peu, sont tourmentés par une soif ardente; leurs yeux sont proéminens, et leur regard exprime la douleur. Ils sont inquiets, agités, marchent tantôt d'un côté, tantôt d'un autre, se couchent fréquemment, gémissent, et ne restent en repos que quelques minutes; ils se relèvent subitement d'un air inquiet, et tournent la tête vers le flanc, qui est alors brûlant. Ils ne peuvent souffrir qu'on porte la main à la région de la vessie; ils se mettent de temps en temps en position de pisser, mais l'émission n'a lieu que goutte par goutte; enfin l'urine est d'une couleur rouge très-foncée.

Hyosciamus, lorsque l'émission de l'urine est suspendue. Son effet est plus assuré que celui de *Pulsatilla* et de *Cantharides*, quoique ces deux médicamens aient souvent réussi dans des cas où *Hyosciamus* n'avait produit aucun résultat. Il en est de même de *Napellus* et d'*Arnica*.

Un cheval de trait restait couché, et regimbait; il fientait comme à l'ordinaire, lâchait des vents, mais on ne l'avait pas vu uriner depuis long-temps. Deux onces de café et des lavemens de camomille n'avaient fait qu'aggraver son état; il grattait la terre avec ses pieds de devant lorsqu'on le faisait tenir debout pour lui frotter le bas-ventre

avec un torchon de paille. Le vétérinaire homœopathe fut appelé au bout de deux heures, et lui
administra $\frac{5}{0}$ *Hyosciamus*. Une demi-heure après
l'animal urina, et recouvra sa tranquillité.

Une jument souffrait de violentes coliques depuis
vingt-quatre heures, et avait tout le corps bouffi.
En lui explorant le rectum, on remarqua que la
vessie était ballonnée et brûlante. On lui administra intérieurement $\frac{4}{3}$ *Arnica* dans de l'eau, et on
lui donna un clystère d'eau chaude mélangée de $\frac{6}{10}$
du même médicament. Au bout de quelques mi-
nutes elle urina, et fut guérie.

Squilla a soulagé instantanément un animal qui
avait les pieds brûlans, et était incommodé de
strangurie.

Pulsatilla, toutes les fois qu'il y a froid des
pieds.

Capsicum, si le fourreau est légèrement gonflé,
et que l'animal en tire fréquemment.

Digitalis, contre le symptôme accessoire de la
rougeur des yeux.

Cantharides et *Causticum* s'appliquent surtout
avec succès aux cas chroniques.

Petroleum a réussi dans un cas de strangurie;
mais son effet a été de courte durée. *Causticum* a
achevé la guérison.

Phosphorus et *Sulphur*, s'il y a pissement de sang
continuel.

Uva ursi dans les affections aiguës des voies

urinaires, et *Sulphur* dans les cas chroniques du même genre.

Staphysagria, si l'urine est rouge, et l'émission douloureuse.

Acidum phosphoricum, *Cannabis*, si l'émission est douloureuse, et l'urine limpide.

Napellus. — Pouls rapide, et en général symptômes inflammatoires.

Arnica, lorsque l'animal a la démarche incertaine, et qu'il manifeste de la douleur aux boulets pendant l'émission de l'urine.

Phosphori Acidum, lorsque l'urine est peu abondante, et que l'animal mugit pendant l'évacuation.

Voyez Cystospasme.

INFLAMMATION DES YEUX.

Voyez Ophthalmie.

INSECTES.

Voyez Abeilles, Guêpes, OEstre.

INTRODUCTION DES CLOUS DANS LA SOLE.

Squilla, s'il survient de l'inflammation.

Arsenicum, *Phosphoricum Acidum*, lorsque l'animal témoigne une vive douleur à la sole.

Cet accident est rare; il arrive au contraire assez fréquemment que les clous entrent dans la fourchette.

10.*

J.

JABOT (Gonflement du) CHEZ LES OISEAUX.

Napellus. Cet accident est occasioné par la qualité échauffante de la nourriture.

JAMBES (Gonflement des).

Arnica. — *China,* quand il y a grande faiblesse.

JAUNISSE, ICTÈRE.

La jaunisse n'est autre chose qu'un reste d'hépatite mal guérie, qui a pris un caractère particulier, permanent, et a passé à l'état chronique. Tous les animaux domestiques y sont sujets, mais surtout les bêtes à cornes et les moutons. Elle se reconnaît aux symptômes suivans : le blanc des yeux, les paupières, les lèvres, les gencives et les membranes du nez ont une teinte jaune plus ou moins prononcée; la langue est chargée de mucosités visqueuses; les oreilles sont froides, la peau est plus chaude que dans l'état de santé, et devient de plus en plus jaune. Les battemens du cœur sont durs. L'animal est triste et abattu; il mange peu; sa respiration est pénible; ses urines et ses excrémens ont une teinte jaune-bleuâtre, sa rumination est irrégulière.

Les animaux qui ont la jaunisse doivent être nourris exclusivement avec du fourrage vert.

Mercurius, Vomica et *Chamomilla,* médicamens principaux.

Lycopodium, spécifique contre l'ensemble de la maladie, lorsqu'il survient de la toux.

Arsenicum, si la rumination est suspendue, et notamment si la peau reste jaune après la disparition des autres symptômes. Dans ce dernier cas il faut administrer *Arsenicum* deux fois par jour, et continuer jusqu'à ce que la peau ait repris sa couleur naturelle.

Mercurius solubilis, spécifique lorsque les évacuations sont blanchâtres, ce qui arrive quand la jaunisse a pris un caractère aigu.

JUGULAIRE (FISTULE DE LA).

Pulsatilla, administrée tous les quatorze jours pendant un mois ou six semaines. Elle s'emploie avec succès contre toute espèce de fistule, notamment la fistule à la jugulaire, que les vétérinaires homœopathiques n'occasionent jamais, puisqu'ils réprouvent la saignée, mais qu'ils traitent avec succès quand ils sont appelés à réparer les fautes de ceux qui les ont précédés.

L.

LADRERIE.

Finnin, médicament isopathique. — *Kali carbonicum.*

La ladrerie est une maladie particulière aux bêtes porchines ; c'est une espèce de cachexie dans laquelle une grande quantité de vers d'une espèce particulière, ayant la forme de vésicules du volume d'un petit pois, se développent dans le tissu cellulaire de toutes les parties du corps. Les symptômes extérieurs sont assez obscurs. On remarque seulement que l'animal est triste, et que sa démarche est lente et pénible. Dans la dernière période de la maladie le corps enfle ; il se forme çà et là des tumeurs ; les jambes de devant s'écartent ; les soies tombent ou s'arrachent facilement ; leur bulbe est quelquefois sanguinolente ; le corps exhale une mauvaise odeur, et l'animal finit par succomber.

Les causes qui peuvent donner lieu à la ladrerie sont la mauvaise nourriture, l'humidité des tects-à-porcs, la mal-propreté, et le passage d'une nourriture chétive à une surabondance d'alimens.

LAIT BLEU.

La teinte bleuâtre du lait paraît être là suite d'une affection gastrique.

Pulsatilla. Une seule dose est presque toujours suffisante pour rendre au lait sa couleur naturelle.

Vomica. Les expériences de M. Kleemann ont prouvé que $\frac{12}{x}$ *Vomica* produisent le même effet.

LAIT (mauvais gout du).

Tartarus depuratus et *Phosphorus.*

Le lait d'une chèvre était aigre, quoique les vases fussent tenus avec une grande propreté. Lux donna à l'animal un demi-gros *Tartarus depuratus :* le lait ne tarda pas à reprendre son goût naturel; il s'altéra de nouveau au bout de trois semaines, mais un scrupule du même médicament le rétablit en quarante-huit heures.

Camphora. Lux recommande de donner $\frac{10}{0}$ *Camphora* aux vaches rétives et difficiles à traire.

Phosphorus. Plusieurs vaches avaient le pis dur, et se laissaient traire difficilement. Leur lait était peu abondant, amer, et de mauvais goût. $\frac{1}{x}$ *Phosphorus* dissipa tous ces symptômes en huit jours.

LAIT MÊLÉ DE SANG.

L'*Arnica* est un remède très-efficace contre cette espèce de maladie, soit qu'elle provienne d'une inflammation érysipélateuse spontanée, soit qu'elle résulte de lésion. Dans ce dernier cas on l'emploie surtout extérieurement.

Ipecacuanha, lorsqu'on ne remarque aucune inflammation ni au pis ni aux trayons, surtout dans les cas chroniques. $\frac{4}{2}$ deux fois par jour.

Napellus à doses répétées, lorsqu'il y a inflammation, quelle qu'en soit la cause.

Phosphorus, dans tous les cas où *Napellus* a été impuissant. C'est même le meilleur remède à employer lorsqu'il y a des symptômes inflammatoires.

LAIT VISQUEUX OU PURIFORME.

Cette altération du lait provient d'une faiblesse dans les organes digestifs.

Chamomilla.

LAIT (Ecoulement spontané du).

Belladona, Chamomilla, Arnica, Calcarea carbonica et *Sulphur* font cesser la perte spontanée du lait; mais dans le choix de ces médicamens il faut avoir égard aux symptômes accessoires et aux diverses circonstances de la maladie. On doit donner de préférence *Belladona* lorsque le pis est gonflé; *Chamomilla*, lorsqu'il y a induration des glandes; *Arnica (ou Conium)*, lorsque l'animal manifeste de la douleur; enfin *Calcarea carbonica* ou *Sulphur* toutes les fois que le mal a pour principe un vice intérieur.

LAIT (Tarissement du).

Arnica, lorsqu'il provient d'une lésion ou contusion soit au pis, soit dans d'autres parties du corps.

Belladona, toutes les fois que le pis est gonflé

Chamomilla. Ce médicament active la sécrétion du lait, surtout lorsque le tarissement provient d'un engorgement des vaisseaux lactés ou d'une inflammation. Dans ce dernier cas il convient de la faire précéder de *Napellus.*

Carvum. Une jeune chèvre qui avait déjà perdu l'appétit pendant la gestation, ayant tout-à-fait cessé de manger après la mise-bas, et ne donnant d'ailleurs point de lait, Lux lui donna $\frac{3}{0}$ *Vomica.* Elle reprit de l'appétit, mais le lait ne revint qu'après $\frac{10}{0}$ *Carvum.*

Mercurius solubilis. On en obtient souvent de bons effets lorsque le tarissement provient d'une induration opiniâtre.

Nitri Acidum, lorsque le défaut de sécrétion a pour cause un refroidissement. Ce médicament a ramené presque instantanément le lait dans le pis d'une vache qui avait été guérie homœopathiquement d'une inflammation de la rate. *Nitri Acidum* se montre très-actif dans beaucoup de cas où la perte du lait est la suite d'une maladie grave.

En général, lorsque le tarissement du lait n'est que le symptôme accessoire d'un autre affection, le médicament appliqué à cette dernière le fait ordinairement cesser. Dans ce cas il ne faut pas négliger *Sulphur.*

Si le pis ne donne que quelques jets, alternez *Chamomilla* et *Belladona.*

LANGUE (Inflammation de la).

Napellus, remède principal.

Un taureau avait la langue enflée au point qu'elle ne pouvait plus tenir dans la bouche. Ce gonflement était accompagné de fièvre, d'inflammation, de mal de gorge, etc. Schmager ordonna $\frac{60}{0}$ *Napellus* dans deux chopines d'eau, et en fit administrer un verre à l'animal de trois heures en trois heures. Au bout de quelques jours l'enflure fut entièrement dissipée.

Le même médecin fut appelé, quelque temps après, pour visiter un cheval qui s'était échaudé la langue et les lèvres. Il trouva la langue pendante hors de la bouche, excessivement gonflée, tendue, et garnie d'une multitude de petites ampoules. L'animal ne pouvait prendre aucune nourriture, et paraissait privé de sentiment. Schmager prescrivit d'étuver continuellement les parties malades avec de l'eau-de-vie chaude, et administra intérieurement $\frac{60}{0}$ *Napellus* dans quatre chopines d'eau, un verre de quatre heures en quatre heures. Le lendemain l'enflure avait notablement diminué, et la langue était en partie rentrée dans la bouche. On continua le même traitement, et l'on soutint les forces du cheval en lui introduisant du lait dans la bouche plusieurs fois par jour. Le troisième jour le gonflement était presque complètement dissipé, et la langue rentrée en entier dans la bouche. On continua les lotions et l'administration intérieure de *Napellus*, et le lendemain l'animal put avaler une bouillie de son et de recoupes. Le huitième jour on ne remarquait plus, ni à la langue ni aux lèvres, aucune trace de gonflement ou d'inflammation.

Nitri Acidum, lorsque la langue est sèche et enflammée.

Mercurius vivus, si l'animal bave et sue facilement.

Sulphuris Acidum, si les remèdes précédens ne font pas cesser l'inflammation en vingt-quatre heures.

Belladona. — Gonflement avec rougeur.

Arsenicum, si le gonflement est douloureux, et que l'animal ne puisse supporter qu'on lui touche la langue. Dans ce cas on administre les médicamens par olfaction, en les lui faisant flairer.

Dulcamara. — Inflammation avec symptôme d'affections des glandes.

Sulphuris Hepar a réussi dans un cas où l'animal toussait de temps en temps.

Vomica a été employé avec succès contre l'inflammation de la langue chez un poulain dont les dents incisives étaient noires, et les excrémens muqueux.

Carbo animalis, lorsque l'inflammation est suivie d'indurations. Il agit alors comme spécifique.

11

Conium, *Lycopodium* et *Silicea* ont beaucoup d'efficacité contre l'induration.

LANGUE (LÉSIONS A LA).

Arnica, toutes les fois que la lésion provient d'une morsure ou de l'introduction d'un corps pointu dans la langue. Ce médicament n'en produit pas moins son effet lorsqu'il y a déjà inflammation ou ulcération.

Conium, spécifique dans les cas où la lésion est la suite d'une contusion, qu'il y ait gonflement ou inflammation, soit à la langue elle-même, soit aux barres.

Les bêtes à cornes sont assez sujettes aux accidens de cette nature lorsqu'un corps pointu se trouve mêlé dans leur fourrage. Ces lésions à la langue produisent chez elles un effet très-singulier, l'ébranlement des dents. On commence par extraire le corps étranger, et on lave la plaie plusieurs fois par jour avec de l'eau arniquée. Les lésions sont assez souvent suivies d'induration de la langue et de salivation. *Mercurius solubilis* agit dans ce dernier cas comme spécifique.

LARMOIEMENT, LIPPITUDE.

Euphrasia, de deux jours en deux jours pendant une semaine, lorsque les larmes sont âcres et salées, avec ou sans ophthalmie.

Spigelia, lorsque le médicament qui précède est insuffisant, si l'animal ne peut supporter qu'on lui porte la main à l'œil.

Causticum, Conium ou *Cannabis*, lorsque le mal a pris un caractère chronique, et en général lorsque la vue reste obscurcie.

Agaricus a agi avec une promptitude merveilleuse dans un cas où les autres médicamens n'avaient rien fait.

Dans un cas très-opiniâtre j'ai fait précéder avec succès *Euphrasia* d'une dose *Lacrymin* (larmes préparées homœopathiquement). Ce dernier médicament aurait probablement produit le même effet sans le secours d'*Euphrasia*.

LÈVRES (Enflure des).

Ce symptôme se rencontre souvent chez les chevaux attaqués de la gourme, de la morve ou du farcin. On administre *Dulcamara* combinée avec les médicamens indiqués aux mots Farcin, Morve et Gourme.

LOMBRICS.

Lombricin canum et *felum*, médicamens isopathiques. Voyez Vers.

LOURDERIE.

Voyez Tournis.

LUXATION.

Arnica intérieurement et extérieurement, *Toxicodendron*.

LUES BOVINA, MALADIE CONTAGIEUSE DES BÊTES A CORNES.

Cette maladie, particulière à la race bovine, est la plus meurtrière de toutes celles qui attaquent les bêtes à cornes; elle est contagieuse, mais n'atteint jamais deux fois le même animal. Elle s'annonce par la toux, le tremblement et le frisson fébrile, le froid des cornes et des oreilles, le grincement de dents, la férocité, et souvent la tristesse. Plus tard les yeux deviennent troubles et larmoyans; l'animal perd l'appétit; une espèce de contraction spasmodique l'empêche d'avaler; il rapproche ses jambes d'une manière toute particulière, et, lorsqu'il est debout, s'appuie sur la pointe du sabot de ses jambes postérieures; il bave; des mucosités fétides lui coulent de la bouche; et il se forme des pustules dans cette dernière partie. La constipation survient; elle est suivie d'une diarrhée aqueuse, et l'animal périt le sixième ou le septième jour.

Boviluin, médicament isopathique. *Solanin*, *Opium*.

M.

MALADIE ANGLAISE DES CHIENS.

Sulphur, Phosphori Acidum, Ammonium carbonicum, Toxicodendron et *China.*

Cette maladie provient d'un mauvais régime alimentaire ou d'un vice intérieur; l'animal a le dos courbé, et il est incommodé par des exostoses et par une grande faiblesse dans les jambes et les articulations.

MALADIE DE St.-GUY.

Solanum nigrum. $\frac{1}{30}$ de ce médicament, dit Eggert, en guérit les veaux en peu de temps.

MALADIES CHARBONNEUSES.

Anthrakin, Arsenicum, Belladona, Phosphorus, Ipecacuanha, Napellus.

MAL DE CERF.

Cette maladie spasmodique s'annonce par les symptômes suivans : le cou et les mâchoires de l'animal deviennent raides et immobiles; les yeux lui tournent par intervalles; il a le corps tout entrepris; sa peau est sèche; il lui prend de temps en temps des battemens de flancs irréguliers et des palpitations de cœur très-violentes; son pouls est dur et inégal; ses extrémités, ainsi que le nez et les oreilles, sont froides; l'hypocondre gauche est affecté de tension et de flatuosités; la constipation est si grande, que l'animal ne rend ni vents ni excrémens; la vessie est souvent resserrée, et l'émission de l'urine peu abondante.

Un exercice violent et excessif, la transpiration arrêtée, l'effet de quelque humeur dartreuse ou galeuse répercutée dans le sang : telles sont les causes qui peuvent affecter le genre nerveux, et produire cette maladie, que les médecins vétérinaires allopathes ont toujours regardée comme incurable.

Vomica est le spécifique du mal de cerf.

Belladona, lorsque l'animal dresse la tête.

Cicuta virosa, *Mercurius vivus* et *Helleborus*, lorsque le cou est droit et tendu, et la tête penchée en avant.

Opium alterné avec *Belladona*, lorsque les lèvres sont rétractées, que l'animal montre les dents, qu'il a les yeux immobiles et l'aspect d'un cadavre.

Argilla, lorsqu'outre les symptômes qui précèdent, l'animal dresse la queue, et surtout la recourbe vers l'épine dorsale.

China, lorsqu'après avoir mis l'animal hors de danger, ce qui doit avoir lieu en deux heures, on remarque qu'il a les extrémités glacées.

Ipecacuanha, toutes les fois que la guérison

est suivie d'une inappétence complète qui provient de ce que la langue est restée paralysée.

« Le mal de cerf, dit Laie, est une chose presque inouïe chez les bêtes à cornes; mais elles sont assez souvent attaquées d'une espèce de crampes qui a beaucoup de ressemblance avec cette maladie. L'animal a la tête tendue en avant et le cou raide; il mange peu, et disperse le fourrage. On remarque aux parties charnues de la mâchoire inférieure une tumeur assez volumineuse qui glousse sous la main. Les yeux sont tantôt humides, tantôt fixes, et la bouche écume. J'ai toujours employé *Belladona* avec succès dans les cas, peu nombreux d'ailleurs, que j'ai eus à traiter. »

MAL SUBTIL DES OISEAUX.

Napellus et *Sulphur*.

MATRICE (Chute de la).

Voyez Chute.

MATRICE (Inflammation de la), MÉTRITE.

Napellus, *Belladona*, $\frac{4}{6}$, *Arnica*, alternés d'heure en heure avec $\frac{4}{6}$ *Sabina*.

Une vache avait mis bas heureusement, et s'était débarrassée de l'arrière-faix. Mais les douleurs revinrent, et l'animal fit des efforts comme pour expulser l'ovaire. Elle avait les oreilles et les pieds froids, la respiration accélérée, et le vagin tuméfié. Elle ne s'occupait pas de son veau, ne prenait aucune nourriture, et paraissait gravement malade : on lui administra *Arnica*, $\frac{4}{6}$, d'heure en heure, dans de l'eau. La fièvre cessa, mais les efforts expulsifs et la tuméfaction du vagin continuèrent. Le lendemain on donna à la vache $\frac{4}{6}$ *Sabina* de deux heures en deux heures, et le soir elle fut parfaitement guérie.

MÉTÉORISATION, TYMPANITE.

La météorisation est une espèce d'indigestion occasionée par des alimens qui fermentent dans le corps de l'animal, et occasionent un dégagement de gaz plus ou moins considérable. Toute espèce de fourrages verts, surtout ceux qui sont mouillés de rosée, et notamment le trèfle et la luzerne, peuvent donner lieu à cette indigestion, qui est peut-être la cause la plus fréquente des pertes auxquelles sont exposés les cultivateurs et les propriétaires de troupeaux. Si l'on n'y apporte un prompt remède, la formation continuelle du gaz comprime et resserre la poitrine; le sang se porte à la tête; le pouls est plein, embarrassé; les yeux, fortement injectés, paraissent sortir de leur orbite; la bouche se remplit de bave; les naseaux se dilatent; il sort des vents par la bouche; l'épine dorsale est voûtée; la saillie de la panse augmente, et l'animal périt suffoqué.

Colchicum est le remède par excellence contre la météorisation : il arrête immédiatement ses progrès, et sauve l'animal. Mais si l'accident provient de ce que l'animal a mangé une trop grande quantité de pommes de terre, et que le renouvellement du gaz donne à la météorisation un caractère chronique, il faut alterner *Arsenicum* avec *Colchicum*. Si la rumination ne reprend pas son cours naturel, on administrera *Aconitum*, et quelques heures après *Arsenicum*. Je me rappelle un cas où une seconde dose *Colchicum* a entièrement rétabli la rumination.

Pulsatilla est un médicament spécifique lorsque l'animal ouvre de temps en temps la bouche, comme s'il éprouvait de la douleur, ou qu'il voulût bâiller. *Pulsatilla* paraît avoir plus d'efficacité que *Colchicum* pour les cas où la météorisation est occasionée par des pois verts.

Belladona, si l'animal météorisé paraît furieux et écume.

$\frac{3}{1}$ *Belladona* ont guéri en vingt-quatre heures deux jeunes agneaux qui tetaient peu, étaient gonflés et bavaient.

China, lorsqu'il se montre de la faiblesse pendant la météorisation. Ce médicament est surtout précieux pour les cas chroniques.

Vomica. — Un veau de six semaines était triste, gonflé, et ne mangeait pas ; ses excrémens étaient

durs, et l'évacuationpénible. $\frac{1}{x}$ *Vomica* fit disparaître ces symptômes en très-peu de jours.

On guérit aussi, et presque instantanément, les
animaux météorisés, en leur faisant avaler un
gros d'ammoniaque dans quatre onces d'eau. La
majeure partie du gaz est immédiatement absorbée
par l'alcali.

Si quelque circonstance contrarie l'action de ces
médicamens, ou qu'il y ait danger imminent de suffocation, il faut donner une issue artificielle au
gaz qui remplit la panse; ce que l'on fait en
plongeant au milieu du flanc gauche un trois-
quarts ou trocar garni de sa canule. Lorsque cet
instrument est parvenu dans la panse, on le retire,
en laissant la canule, par laquelle le gaz s'échappe.
Aussitôt l'opération faite, le flanc s'abaisse, et les
symptômes alarmans diminuent. La plaie se ferme
d'elle-même, mais on peut hâter sa guérison à
l'aide de quelques lotions d'eau arniquée.

L'eau de chaux, dit un auteur, est un des
meilleurs médicamens que l'on puisse employer
contre la météorisation. On la prépare de la manière suivante : on prend une pierre calcaire de la
grosseur d'un œuf, on la place dans un feu de
forge très-vif, d'où on la retire au bout de cinq minutes pour la jeter dans un vase rempli d'eau. On
remue l'eau, et on la fait avaler toute chaude à l'a-
nimal.

Une génisse était tympanisée : elle se tenait les

jambes écartées et le dos courbé; son ventre était excessivement ballonné, et sa respiration courte, anxieuse et haletante. La constipation était en outre complète. Je préparai immédiatement de l'eau de chaux. A peine l'animal en eut-il avalé un demi-verre, que des éructations eurent lieu; la respiration devint plus libre; je ne sais ce que devinrent le gaz et les flatuosités; mais le ventre s'affaissa insensiblement, et l'animal fut rétabli au bout de deux heures.

Un cheval était également météorisé: son ventre était extrêmement ballonné, et sa respiration anxieuse et entrecoupée; il lui sortait aussi par l'anus une eau verdâtre. Je lui administrai une verrée d'eau de chaux : il se releva aussitôt, et sa respiration reprit son cours naturel; au bout d'une demi-heure il mangea du foin, et fut complètement guéri.

Les Allemands donnent le nom de *Windsucht* à une maladie qui a beaucoup d'analogie avec la tympanite, mais qui en diffère en ce que son irruption est moins subite, et son développement moins rapide. Elle peut avoir pour cause un vice dans le régime alimentaire, ou un refroidissement; mais elle paraît surtout être la suite d'une affection au foie. Cette maladie est quelquefois annoncée par la diarrhée, qui accompagne assez fréquemment les affections hépatiques.

SYMPTOMES : Pouls léger, démarche nonchalante, yeux ternes et enfoncés dans leur orbite, léger frisson de fièvre. Les extrémités, notamment les oreilles, sont froides; plus tard tout le corps se glace; le ventre se ballonne peu à peu, et rend un son creux lorsqu'on le frappe avec la main. L'animal gémit, se plaint, et se regarde le flanc; l'émission de l'urine est souvent involontaire. Enfin l'ouverture du cadavre montre les intestins remplis de vents.

Cette maladie est assez difficile à traiter, en ce qu'on n'a pas encore découvert de médicament approprié à l'ensemble de ses symptômes. Les remèdes suivans m'ont jusqu'à présent toujours réussi. Je ferai remarquer que lorsqu'un symptôme alarmant a été dissipé, il s'en manifeste immédiatement un autre qui réclame sans retard l'administration d'un autre médicament.

Pulsatilla, médicament principal. Diarrhée, froid des extrémités, ballonnement du ventre. Il faut répéter plusieurs fois la dose.

China à plusieurs reprises, lorsqu'outre les symptômes qui précèdent, il y a affaissement général. Il agit assez spécifiquement lorsqu'il se forme une tumeur à une des jambes de devant.

Sulphur, lorsque les remèdes précédens ne font pas cesser la diarrhée.

Chamomilla. — Diarrhée avec gonflement du ventre, notamment si l'animal témoigne de la douleur.

Vomica. — Rétraction des yeux dans leur orbite, constipation, et ballonnement du ventre. La guérison ne peut être complète si l'on n'emploie ce médicament.

Bryonia doit s'administrer, à plusieurs reprises, comme médicament intermédiaire, lorsque la maladie se déclare à la suite d'un refroidissement. Frisson fébrile, constipation, diarrhée. Il faut quelquefois l'alterner avec *Aconitum.*

Belladona, si le ballonnement est visible, avec borborygmes dans le ventre.

Il ne faut pas faire grande attention à l'émission involontaire de l'urine. Je ne connais qu'un seul cas où l'on ait été obligé de répéter *Pulsatilla.*

Lorsque le danger de l'irruption aiguë de la maladie est passé, il faut continuer en grande partie le traitement d'après les indications contenues au mot *Hépatite.*

MÉTRITE.

Voyez Matrice.

MORFONDURE.

Voyez Catarrhe.

MORVE et FARCIN.

Ces deux affections ont tant d'affinité entre elles, qu'on peut jusqu'à un certain point les regarder comme une seule et même maladie qui prend

deux caractères différens, et se porte tantôt sur les
poumons, le larynx, les membranes muqueuses
et autres parties internes *(morve)* ; tantôt à la surface du corps, où elle développe des tubérosités
et des ulcères *(farcin)*. Le traitement de ces
deux maladies est le même en homœopathie.

Hippozœnin et *Arsenicum,* deux doses par jour,
sont les médicamens principaux. Lux est le premier qui ait éprouvé la puissance d'*Hippozœnin*
et de la plupart des autres médicamens isopathiques. Il recommande d'administrer au cheval
morveux $\frac{1}{30}$ *Hippozœnin* exactement mélangé
avec une cuillerée à café de farine, et de laisser
ensuite le cheval sans boire ni manger pendant
une heure. Il faut attendre l'effet, qui ne se manifeste quelquefois qu'au bout de quatre à six semaines, et administrer une nouvelle goutte lorsque
l'amélioration dure depuis huit jours.

Hippozœnin, dit Laie, est le remède souverain
contre la morve, à quelque degré qu'elle soit parvenue ; mais son action doit être secondée par
celle d'autres médicamens, avec lesquels il faut
l'alterner, et qui sont *Arsenicum, Chlor, Belladona, Baryta* et *Spiritus sulphuris.* Quant aux tumeurs de farcin, on les ouvre, on en fait sortir le
pus, et l'on y applique *Hippozœnin.*

Le fait suivant, rapporté par Lux, démontre
tout ce qu'il y a de vrai dans la puissance que les
homœopathes attribuent aux médicamens isopa-

thiques : un paysan renommé dans le village pour ses connaissances dans l'art vétérinaire, fut un jour appelé pour traiter un cheval de prix atteint de la morve, et que tous les allopathes avaient déclaré incurable. Il commença par prendre une fiole qu'il remplit moitié d'eau, moitié d'eau-devie; il recueillit dans ce flacon l'humeur qui découlait des naseaux du sujet; il secoua fortement ce mélange, et le fit avaler à l'animal. Il sortit ensuite le cheval de l'écurie, et le fit courir jusqu'à ce qu'il fût inondé de sueur; l'animal jeta par les naseaux une grande quantité de matière, et fut complètement guéri.

Sulphur. Trois doses, les deux premières à un jour d'intervalle, et la troisième au bout de quelques semaines; puis *Arsenicum* ou *Lycopodium,* contre les tubérosités sous-cutanées qui disparaissent pour revenir quelque temps après, et qui précèdent ordinairement la morve ou le farcin.

Asa, Arsenicum, en deux ou trois doses, administrées de six jours en jours, est le spécifique qu'il faut appliquer contre les tumeurs farcineuses ouvertes ou encore fermées. Néanmoins *Asa,* alternée avec *Arsenicum,* produit de bons effets lorsqu'il y a sécrétion de pus liquide et de nature maligne.

Euphrasia, comme médicament intermédiaire, lorsque les yeux sont entrepris, et qu'ils sont troubles et larmoyans, sans inflammation sensible.

MORVE DES CHIENS ou MALADIE DES CHIENS.

Cette maladie, qui attaque surtout les jeunes chiens, se déclare dans toutes les saisons, mais principalement dans les années sèches, au printemps et en été. Elle présente les symptômes suivans :

1.er *Degré.*—Tristesse et espèce de stupeur qui se manifeste tout à coup; l'animal s'ébroue facilement, et est enchifrené; les yeux deviennent ternes, troubles, verdâtres; il se déclare par les naseaux un flux de matière blanchâtre ou verdâtre, d'abord assez fluide, mais qui s'épaissit bien vîte; quelquefois dans le même moment les paupières se tuméfient, et il en découle une humeur pareille à celle qui sort du nez; la toux survient, et l'animal perd l'appétit.

2.e *Degré.* — Tous les signes précédens augmentent d'intensité, les reins s'affaiblissent, la peau, les oreilles et les extrémités sont très-froides; l'animal éprouve des convulsions, et entre dans une espèce de fureur.

3.e *Degré.* — Le poil est terne et piqué; la peau se flétrit; les convulsions augmentent; les muscles des mâchoires sont tellement agités, que la mâchoire inférieure frappe à coups redoublés contre la mâchoire opposée; les contractions de ces muscles, qui augmentent peu à peu, sont accompagnées, lorsqu'elles sont parvenues au plus haut degré, d'un flux de salive très-copieux. Quelques sujets courent circulairement dans l'enceinte où ils sont renfermés; ils chancellent, lèvent les pattes de devant, et se choquent comme s'ils avaient perdu la vue. Enfin l'animal périt après avoir éprouvé ces convulsions.

Kynoluin, *Hippozœnin*, médicamens isopathiques.

Un chien de six mois, dit Lux, avait perdu l'appétit, restait constamment couché; toussait et vomissait; ses yeux pleuraient; il lui coulait du nez une humeur muqueuse purulente, et l'animal exhalait une odeur de charogne. Après avoir essayé en vain plusieurs remèdes, je lui donnai, le 31 mars $\frac{1}{x}$ *Hippozœnin* (je n'avais pas encore de *Kynoluin*); le 2 avril le vomissement avait diminué; le 4 l'animal était plus gai, restait plus long-temps sur ses jambes, et témoignait de la joie à l'approche de son maître; l'écoulement nasal avait presque cessé. Le 6 j'administrai $\frac{2}{x}$ du même médicament, et l'amélioration fit de rapides progrès jusqu'à parfaite guérison.

Helleborus albus, lorsqu'il y a vomissement et diarrhée.

Vomica, lorsqu'il y a perte d'appétit, vomissement et constipation.

Cocculus et *Toxicodendron*, contre l'affaiblissement et la paralysie du train de derrière.

Belladona, $\frac{1}{10}$, une dose tous les jours, lorsque l'animal avale difficilement, chancelle comme s'il était atteint de vertige, et que ses yeux sont brillans, mais fixes.

Cuprum, lorsque les convulsions se manifestent, et que l'urine est très-fétide.

Belladona, administrée à une, deux, et même trois doses, dit Hotter, m'a toujours réussi dans les cas où la maladie s'annonçait par la perte de l'appétit et de la gaieté, la dépression des forces, les yeux ternes, l'écoulement de mucosités par le nez, la toux, le flux de salive visqueuse et le spasme des mâchoires. J'ai toujours obtenu en huit jours une guérison complète.

J'ai donné avec succès *Belladona, Cocculus* et *Toxicodendron*, dans le cas de crampes, de convulsions et de paralysie des reins.

MUE.

Napellus et *China* aident les oiseaux à supporter la crise qu'ils éprouvent chaque année à l'époque de la mue. Ces médicamens favorisent la chute des plumes anciennes et le développement des nouvelles.

N.

NEZ (Maladie du).

Arnica. — Gonflement et inflammation du nez à la suite d'une contusion. La tumeur la plus invétérée se résout complètement en deux jours par l'usage de l'arnica à l'intérieur et à l'extérieur. Saignement du nez.

Aurum. — Gonflement spontané du nez, surtout lorsqu'il est accompagné de l'inflammation des membranes intérieures.

Baryta carbonica a dissipé une nodosité très-dure qui paraissait une excroissance du cartilage; elle a également fait disparaître une tumeur lardacée qui s'était formée à l'extrémité du nez.

Belladona, lorsque la tumeur spontanée glousse au toucher.

Belladona, Cantharides, Sulphuris Hepar. Ces médicamens ont une grande efficacité contre l'inflammation du nez.

Bryonia. — Tumeur brûlante et tendue, à la suite d'un refroidissement.

Sulphur, lorsque les symptômes sont dissipés.

Ledum. — Boutons sur le nez.

Napellus. — Saignement de nez à la suite d'un échauffement. On emploie aussi quelquefois avec succès *Arnica* et *Phosphorus*. Inflammation intérieure et extérieure.

Phosphori Acidum, lorsque les membranes du nez sont attaquées et excoriées.

Secale, lorsque les membranes du nez ont une teinte bleuâtre.

Squilla; lorsque les membranes du nez sont enflammées, et qu'il s'y forme des boutons.

Toxicodendron. — Gonflement spontané et très-douloureux.

Sulphur, lorsque les symptômes ont disparu.

NEZ (MUCOSITÉ DU).

Arsenicum.

Un veau avait perdu l'appétit, grinçait continuellement des dents, et était attaqué d'une diarrhée violente; ses excrémens étaient verdâtres, et les mucosités de son nez de même couleur. Il se frappait sans cesse le ventre avec le pied de derrière. $\frac{1}{2}$ *Arsenic.* l'a guéri en un jour.

NEZ (ULCÈRE AU).

Mercurius vivus, Mezereum, Aurum.

L'ulcère au nez est, chez les chevaux, le signe caractéristique de la morve. Il est rare et peu dangereux chez les bêtes à cornes et à laine.

NOIR MUSEAU.

Cette affection, à laquelle on donne aussi le nom de bouquet, est particulière aux bêtes à laine, et consiste dans une espèce de dartre qui se développe sur le nez, les côtés de la tête, et quelquefois les oreilles. Cette maladie est peu dangereuse, et ne paraît guère que dans les troupeaux mal tenus.

Les médicamens employés contre cette affection de la peau; dont on prévient le retour par la propreté, sont *Acidum muriaticum, Calcarea carbonica* ou *Sulphur*.

Kozischek a guéri en très-peu de jours quarante bêtes à laine attaquées du noir museau, en donnant aux unes une dose $\frac{3}{x}$ *Acidum muriaticum*, et aux autres $\frac{2}{x}$ *Calcarea carbonica* ou $\frac{3}{x}$ *Sulphur*.

NOMBRIL (ABCÈS AU).

L'abcès au nombril est une suite de la mal-propreté des étables. Les animaux qui couchent sur de la litière pourrie, sont les seuls qui en soient atteints. Le premier soin doit être de laver la partie malade avec de l'eau tiède, de coucher l'animal sur de la paille bien sèche, et de lui administrer *Napellus*.

NOMBRIL (GONFLEMENT DU) OU EXOMPHALE.

L'*Arnica*, employée intérieurement et extérieurement, rétablit le nombril chez les veaux et les poulains qui viennent de naître. $\frac{2}{10}$ de ce médicament, administrés deux fois par jour, dissipent le gonflement et l'inflammation.

NYMPHOMANIE, EXCITATION GÉNITALE.

Vomica, contre l'exaltation de l'appétit génital chez les étalons. Les excrémens sont enduits de mucosités.

Cantharides, également pour les étalons. Signes de fureur.

Opium, contre l'excitation des organes génitaux chez les mâles. Les accès sont interrompus par un état plus ou moins long de somnolence. Les excrémens sont durs et petits.

Pulsatilla, Sabina, Cocculus et *Cantharides*, contre la nymphomanie des jumens.

Platina, médicament principal, avec *Cannabis* ou *Camphora*, lorsque les jumens atteintes de nymphomanie ne retiennent point, et sont stériles.

Une jument, dit Lux, était atteinte de nymphomanie tous les hivers ; on l'avait traitée allopathiquement par des saignées, etc. Je fus appelé pour la visiter le 17 janvier 1833. Elle était ombrageuse, le sang lui portait à la tête. Je lui donnai $\frac{2}{12}$ *Platina*. Le 26, aucune amélioration. J'administrai $\frac{5}{4}$ *Cantharides* comme médicament intermédiaire. Peu de jours suffirent pour calmer l'animal.

Gross et Hotter ont remarqué que les jumens atteintes de nymphomanie sont promptement calmées par quelques gouttes de *Platina*.

Mercurius vivus et *Thuja*, lorsque le vagin est rouge et gonflé.

Belladona. — Evacuation de mucosités blanchâtres.

Mezereum et *Sulphur.*—Ecoulement de matière semblable à du blanc d'œuf.

Phosphori Acidum, lorsque l'animal est étourdi, mais tranquille, on lorsqu'il ne mange pas.

Arsenicum, contre le symptôme accessoire des flatuosités.

O.

OBSCURCISSEMENT DE LA VUE.

Conium, Sulphur. Après la guérison, si la vue s'obscurcit de nouveau, administrez encore *Conium*, et faites-le suivre d'une nouvelle dose de *Sulphur.*

Belladona ou *Cannabis* lorsque *Conium* ne produit aucun effet. *Cannabis* doit être administré à plusieurs reprises.

Schmager a guéri avec une ou deux doses $\frac{1}{15}$ *Cannabis* plusieurs chevaux incommodés, depuis plusieurs années, d'obscurcissement de la cornée. Un grand nombre de médicamens avaient été employés sans résultat.

Calcarea carbonica $\frac{3}{3}$. — Obscurcissement interne, teinte bleuâtre de la cornée, paupières saines.

OESTRE DES BÊTES A LAINE.

Melonœstrin, médicament isopathique.

OESTRE DES CHEVAUX.

Hippœstrin, médicament isopathique.

OPHTHALMIE ou INFLAMMATION DES YEUX, ECHINOPTHALMIE.

Anthelmia, lorsque l'ophthalmie est accompagnée d'inflammation des paupières.

Arnica, toutes les fois que l'ophthalmie a pour cause une lésion extérieure; mais il faut alors l'appliquer sur le champ : car vingt-quatre heures plus tard elle ne produit plus aucun effet. Dans ce dernier cas il faut administrer préalablement une dose de *Napellus*, ce médicament ayant la propriété de favoriser et de préparer l'effet de *Conium*, qu'on administre ensuite.

Schmager rapporte avoir toujours traité avec le plus grand succès les chevaux, les bêtes à cornes et les chiens attaqués d'ophthalmie provenante de causes extérieures, telles que coups de fouet, contusions, etc.) Il commençait par leur donner de deux heures en deux heures $\frac{8}{15}$ *Napellus*. Il continuait ce traitement pendant deux jours, donnait ensuite $\frac{8}{15}$ *Arnica*, appliquait extérieurement $\frac{30}{0}$ de ce dernier médicament dans une certaine quantité d'eau ; une amélioration notable ne tardait pas à s'ensuivre. Seulement on remarquait encore pendant quelque temps dans l'endroit de la contusion un point trouble que $\frac{8}{15}$ *Cannabis* et $\frac{8}{15}$ *Belladona*, alternés, faisaient toujours disparaître.

Arsenicum, lorsque l'ophthalmie est récente, et qu'elle provient d'un refroidissement ou de ce que l'animal a mangé une nourriture échauffante. Il a réussi dans plusieurs cas où l'animal avait les yeux fixes, hagards, et venait d'être guéri d'une affection des organes digestifs.

Aurum, $\frac{3}{4}$, lorsque les yeux suppurent.

Belladona, deux à trois doses $\frac{3}{6}$ par jour, lorsque l'ophthalmie est très-forte, et que l'œil est fixe et étincelant; lorsqu'il y a gonflement accompagné d'agitation, d'horreur de la lumière et de larmoiement.

Bryonia, lorsque les paupières sont brûlantes, et que l'animal est inquiet, agité et clignote continuellement des yeux. On administre ensuite *Toxicodendron* et *Helleborus*.

Bryonia, *Chamomilla* et *Euphrasia* guérissent les maux d'yeux qui proviennent d'un refroidissement, chez les bêtes à cornes.

Cannabis, s'il se manifeste pendant l'ophthalmie quelque symptôme de fureur.

Une jument de trois ans, dit M. Oheimb, fut atteinte, au mois de février 1834, d'une ophthalmie très-grave à l'œil gauche; la paupière était presque continuellement abaissée, surtout pendant que l'animal mangeait; enfin l'œil larmoyait abondamment. Le 1.er mars, en examinant l'organe avec attention, je découvris un petit nuage dans le crystallin. Comme c'était l'époque de la saillie, et que je craignais que les médicamens ne troublassent la génération, je n'avais encore administré aucun remède; mais, croyant voir dans la tache que j'avais remarquée, un indice de la cataracte, je donnai le 7 mars $\frac{10}{v}$ *Cannabis*. Le 15 du même mois le nuage avait presque totalement disparu. Le 1.er avril suivant j'en aperçus un autre sur la cornée : le surlendemain j'administrai de nouveau $\frac{10}{v}$ *Cannabis*, et je répétai cette dose le 28 du même mois. Ce traitement eut un si heureux succès, que ma jument fut achetée le 14 mai suivant par la commission de remonte. — La mère de cet animal était borgne.

Chamomilla, contre le gonflement de la paupière inférieure.

Clematis, lorsque l'ophthalmie est violente, et que les environs des paupières sont recouverts de boutons d'éruption. On l'emploie avec grand succès dans un cas particulier, celui où, indépendamment de l'inflammation des parties internes de l'œil, on remarque des boutons purulens au sac lacrymal.

Digitalis, surtout lorsque les bords des paupières sont rouges.

Dulcamara, lorsque les yeux sont troubles, avec symptômes d'affections des glandes.

Euphrasia, lorsque les yeux larmoient, et que les mucosités nasales sont claires et liquides.

Helleborus albus, lorsque l'ophthalmie provient de la qualité échauffante de la nourriture, et qu'il y a diarrhée. *Sepia* et *Sulphur* après la cure.

Ignatia, contre le gonflement de la paupière supérieure.

Ledum $\frac{4}{1}$, lorsque les yeux suppurent fortement.

Mercurius vivus, lorsqu'ils pleurent beaucoup.

Napellus, remède souverain contre l'ophthalmie.

Natrum muriaticum. — D'après les expériences d'Hahnemann, ce médicament a la propriété de guérir les chevaux *lunatiques*, c'est-à-dire sujets au retour fréquent d'une maladie d'yeux causée par un vice intérieur, et qui peut facilement dégénérer en cataracte. M. Ramin a également employé avec succès *Pulsatilla* et *Antimonium* contre ce genre d'affection, qui a toujours résisté aux efforts de l'allopathie.

Pulsatilla, $\frac{3}{4}$, lorsque la conjonctive est rouge, sans que les paupières soient gonflées. Une dose par jour.

Sassaparilla, et ensuite *Sulphur*, lorsqu'on remarque une raie rouge au dessus de la cornée.

Sepia et *Sulphur*, dans plusieurs cas, notamment après la cure.

Spigelia, lorsque l'ophthalmie est subite, violente et douloureuse.

Sulphur, dans les ophthalmies aiguës et contre les affections chroniques des yeux. $\frac{3}{3}$ *Sulphur*, lorsque les paupières sont affaissées, et le regard éteint.

Vomica, lorsque les excrémens sont recouverts de mucosités par suite de la qualité échauffante de la nourriture.

OREILLES (Inflammation des).

Carbo vegetabilis, $\frac{2}{x}$, dissous dans quelques gouttes d'eau, ont amené en quelques jours la guérison d'un chien dont les oreilles étaient atteintes d'une violente inflammation.

OREILLES (Ulcères aux).

Arsenicum. — Quelques doses d'arsenic suffisent pour faire disparaître les petits boutons qui se forment sur la paroi intérieure de l'oreille des bêtes à cornes. Ce médicament conserve aussi son action spécifique lorsque ces boutons entrent en suppuration. Il est bon d'administrer deux doses de soufre lorsque les boutons ont disparu.

Lorsque les boutons proviennent de piqûres d'insectes, on recourt aux médicamens indiqués aux mots Abeille, Guêpe, etc.

Quelques doses de *Pulsatilla*, répétées deux ou trois fois à trois jours d'intervalle, guérissent les ulcères qui se forment quelquefois au fond du conduit de l'oreille, lors même qu'il y a inflammation. Il en est de même de *Sepia, Lycopodium* et *Silicea.*

Il arrive aussi quelquefois que des mouches se rassemblent dans l'oreille, et y déposent leurs œufs, dont sortent des vers qui rongent la peau de cette partie. Un homœopathe fut appelé, il y a quelque temps, pour traiter une vache dont l'oreille était remplie d'une teigne qui fourmillait de vers. Son premier soin fut d'enlever toutes les croûtes. Il lava ensuite la partie malade avec de l'eau arniquée, et répéta ces lotions plusieurs fois par jour. Il frotta en même temps l'extérieur de l'oreille avec de la poix de Judée pour écarter les insectes. Quelques doses de *Sulphur* achevèrent la guérison.

Comme le rassemblement des insectes suppose une disposition morbide intérieure, il faut avoir égard à l'ensemble de l'état de l'animal. Lorsqu'il est poursuivi par des insectes, deux ou trois doses de *Sulphur* suffisent pour l'en délivrer entièrement.

Kynotorrhin, médicament isopathique contre la suppuration des oreilles chez les chiens.

OREILLES, CHEZ LES CHIENS (GONFLEMENT ET INFLAMMATION DES).

Napellus, Bryonia, Spongia.

OS, EXCROISSANCE DES OS ou EXOSTOSE, INFLAMMATION DES OS, GONFLEMENT DES OS, RAMOLLISSEMENT DES OS, EXTENSION DES OS.

Ces affections proviennent souvent d'un vice intérieur, et sont beaucoup plus dangereuses que les tumeurs de la chair ou de la peau. Les chevaux y sont plus sujets ques les bêtes à cornes.

Ammonium carbonicum, remède préférable à tout autre lorsque l'exostose est opiniâtre.

Angustura, médicament souverain contre l'exostose de la mâchoire inférieure, chez les chevaux et les bêtes à cornes.

Aurum, contre l'exostose de la face.

Arnica, Conium, ou *Symphytum*, lorsque les affections des os proviennent d'une lésion extérieure. *Arnica* a guéri un veau atteint d'un exostose à la suite d'une chute sur des pierres.

Calcarea, lorsque le gonflement des os distend les membres.

Mezereum, lorsqu'on remarque dans la partie affectée une augmentation de chaleur naturelle.

Phosphori Acidum, lorsque l'animal manifeste de la douleur au toucher. Ce médicament a guéri une vache incommodée d'une exostose à la jambe gauche.

Silicea, dans un grand nombre de cas. Elle agit

surtout spécifiquement lorsqu'on remarque sur l'exostose une petite excavation ou une petite teigne.

Toxicodendron et *Mercurius*, alternativement, lorsque l'affection est douloureuse.

Sulphur, administré à doses répétées, produit des merveilles. On le donne aussi pour achever la guérison lorsque les symptômes extérieurs ont disparu.

Kali carbonicum, Manganum, Lycopodium, Phosphorus, Carbo animalis, Graphites, Dulcamara et *Natrum muriaticum*, sont aussi des remèdes précieux contre les affections des os.

OS (FRACTURE DES).

Arnica, administrée intérieurement et appliquée extérieurement, facilite la coalescence ou reprise des os lorsqu'ils ont été replacés, et dissipe la fièvre.

Les fractures des extrémités sont presque incurables chez les chevaux et les bêtes à cornes, à raison de la pesanteur de ces animaux.

Un bandage de feutre est le meilleur que l'on puisse appliquer aux chiens, aux porcs, aux chèvres et aux bêtes à laine : car des planchettes font lever des cloches, et occasionent souvent la paralysie du membre.

Les fractures des côtes se guérissent d'elles-

mêmes; mais il arrive quelquefois que les es-
quilles donnent lieu à la suppuration des poumons.

Les fractures des pattes se rétablissent aussi
promptement qu'heureusement chez les chats et
les oiseaux de basse-cour.

Un jeune poulet dont la patte avait été cassée
dans la jointure d'une porte, a été guéri en très-
peu de temps par une application extérieure d'*Arnica*.

OUIE (Dureté de l').

Pulsatilla, Sulphur.

P.

PALAIS (Gonflement du).

*Napellus, Muriaticum Nitrum, Sulphur, Mer-
curius vivus.*

Mercurius vivus résout en très-peu de temps la
tuméfaction de la partie dure du palais, dans la région des dents incisives, chez les chevaux, et surtout chez les poulains.

Lacerta agilis est un remède souverain contre
les vésicules qui se forment au palais.

PALAIS (Inflammation du).

Belladona, Silicea, Sulphuris Hepar, et les médicamens indiqués à l'article précédent.

PALPITATIONS DE COEUR.

Bryonia.

PARALYSIE.

Arnica, Bryonia, Dulcamara, Napellus, Cocculus, Toxicodendron, Calcarea carbonica, Ruta.

On donne le nom de paralysie au défaut d'action des nerfs sur les muscles. Cette maladie est commune à tous les animaux, mais plus particulièrement aux bœufs et aux vaches. Elle peut être générale ou partielle. Différentes causes peuvent y donner lieu : quelquefois une pléthore, d'autres fois des chutes, une forte indigestion, la parturition chez les femelles, la pâture dans les lieux marécageux d'où les animaux ne peuvent se retirer que par des efforts continuels. Les animaux qui en sont affectés, tombent, et ne peuvent se relever ; lorsque c'est l'arrière-train qui est paralysé, les bêtes malades peuvent se dresser sur leurs extrémités antérieures, mais les postérieures ne peuvent soutenir le corps.

Un taureau de deux ans était tombé dans une rivière, y était resté plusieurs heures, et n'était parvenu à gagner la terre qu'après de grands efforts. Le refroidissement avait déterminé une paralysie des quatre jambes ; l'animal s'était abattu en sortant de la rivière, et était resté sur la place. Une seule dose *Bryonia* opéra si heureusement, que l'animal se mit à courir au bout d'une demi-heure.

Une jument de cinq ans était paralysée des quatre jambes à la suite d'une fourbure. *Bryonia* ne produisit aucun effet, mais une seule dose *Causticum* rétablit complètement l'animal en peu d'heures. *Causticum* est le remède le mieux approprié à la paralysie sans douleur. *Bryonia* s'emploie avec succès lorsque la paralysie est douloureuse, et provient d'un refroidissement extérieur, et *Arsenicum*, lorsqu'elle a pour cause un refroidissement intérieur.

Un cheval qui avait été fourbu l'automne précédente, était courbatu dés quatre jambes. Le 15 avril, $\frac{10}{6}$ *Dulcamara*; le 23, amélioration très-sensible; $\frac{6}{6}$ *Dulcamara*; le 1.er mai les progrès de la guérison se sont ralentis; nouvelle dose $\frac{10}{6}$ *Dulcamara*; le 14, rétablissement complet.

Un barbet était atteint de paralysie douloureuse à l'épaule gauche à la suite d'une longue course dans une forêt. Hotter l'avait trouvé étendu par terre, poussant des cris plaintifs, et paraissant éprouver une vive douleur lorsqu'on portait la main à la partie affectée. L'animal traînait la jambe malade lorsqu'on le soutenait pour le faire marcher. Hotter fit laver la partie paralysée, et ordonna d'administrer intérieurement $\frac{6}{0}$ *Arnica*, matin et soir, à jeun, et de pratiquer extérieurement des lotions avec un mélange composé de *Spirit.*

vini rectificat., *aq. font. unc.* viij, et $\frac{25}{10}$ *Arnica.*
Au bout de trois jours la paralysie fut complète-
ment dissipée.

Un agneau paralysé des quatre jambes reçut
le 4 février $\frac{1}{12}$ *Cocculus.* Le 13 il avait repris sa
gaieté, et marchait; mais il ne pouvait pas encore
se lever de lui-même. On lui administra $\frac{1}{6}$ *Arnica*;
le 16 il put se lever sans secours; mais ses jambes
étaient encore raides; $\frac{1}{30}$ *Toxicodendron* dissipa
en peu de jours ce dernier symptôme.

Une brebis qui allaitait depuis un mois, était
paralysée, et ne pouvait se lever sans retomber
aussitôt. Elle avait cessé de boire, manifestait une
grande répugnance pour l'eau, et ne l'avalait que
lorsqu'on lui en introduisait de force dans la
bouche. Le 10 février Kozischek lui administra
$\frac{1}{10}$ *Belladona;* le lendemain l'animal but comme à
son ordinaire, et se leva; mais sa démarche était
encore pénible et embarrassée. *Cocculus* et *Toxicodendron* ne produisirent aucun effet, mais *Arnica* détermina une guérison complète.

PARTURITION, MISE - BAS.

Pulsatilla. — Douleurs nulles ou trop violentes.

Cannabis. — Grande agitation avant la mise-bas;
l'animal se couche, se relève en sautant, et frappe
la terre du pied.

Bryonia ou *Belladona*, lorsque l'animal a le
bas-ventre gonflé avant la parturition.

Chamomilla ou *Belladona*.— Le lait ne vient point, ou en trop petite quantité.

Belladona, lorsque le lait tourmente la jument après le sevrage du poulain.

Chamomilla, ¼ dans de l'eau ou du pain, lorsque l'animal est agité avant de mettre bas.

Une génisse qui portait pour la première fois, était très-agitée; les douleurs étaient très-faibles; l'animal se couchait par moment, mais se relevait aussitôt, et piétinait ses excrémens; la mise-bas était retardée. On administra à la génisse ¼ *Chamomilla* dans de l'eau; au bout de dix minutes les douleurs normales se déclarèrent, et la mise-bas eut lieu heureusement.

Secale cornutum, ⁴⁄₁ dans de l'eau, lorsqu'au lieu de douleurs, il survient des crampes accompagnées de tressaillemens.

Pulsatilla. — Douleurs très-faibles, parturition retardée. ⁴⁄₄ *Pulsatilla*, lorsque l'arrière - faix ne tombe pas immédiatement; s'il est adhérent, il faut le détacher avec la main.

Opium, ⁴⁄₂ dans de l'eau, de dix minutes en dix minutes, lorsque l'animal reste tranquillement couché, et que les douleurs ne surviennent pas; ou lorsque l'animal s'est long-temps tourmenté, et que les douleurs ont cessé.

J'appris un jour, en rentrant chez moi, dit un auteur, qu'une de mes vaches était sur le point de mettre bas, mais que l'expulsion du veau éprouvait de la difficulté. J'examinai l'animal, et je reconnus que le veau était bien placé et encore vivant, mais que les douleurs ne s'étaient pas encore déclarées. Je donnai ½ *Opium* dans de l'eau, de cinq minutes en cinq minutes. Au bout d'un quart d'heure les douleurs survinrent, et la mise-bas eut lieu heureusement.

Opium. — Abattément et efforts inutiles. Absence de douleurs. L'animal est couché comme privé de vie.

Ferrum, Pulsatilla, et surtout *Secale cornutum*, lorsque l'arrière-faix ne se détache pas. ½ *Secale cornutum* ont hâté la chute d'un arrière-faix qui était adhérent depuis plusieurs jours.

Pulsatillá. — Frisson fébrile après la mise-bas.

Napellus, lorsque l'animal est très-échauffé pendant la parturition.

Phosphorus. — Spécifique lorsque l'animal ne peut pas se relever, et qu'il est atteint de paralysie à la suite d'un accouchement laborieux.

Vomica, dans le même cas.

Arnica, lorsque la jument a beaucoup souffert pendant la mise-bas.

Platina, Pulsatilla, Arnica, Vomica et *Sepia*, lorsque les efforts d'expulsion continuent après la chute de l'arrière-faix.

PATURON (Tumeur au).

Les poulains qui vont aux prés par l'humidité, sont sujets à cette maladie. Elle attaque aussi quelquefois les chevaux qui se trouvent sous la même influence, et ceux qui, pendant l'hiver, marchent fréquemment dans la neige fondue ou sur un terrain mouvant. Elle commence par un gonflement de tout le paturon ; le cheval ressent alors de vives douleurs qui ne lui permettent pas d'appuyer à terre le pied malade. L'abcès crève ordinairement sur le boulet, et quelquefois sur le côté ou le devant de la couronne. Il en sort une humeur brune et fétide, la chair se détache par lambeaux, et met souvent les tendons à découvert.

Arnica, employée extérieurement dès le principe, arrête les progrès de la tumeur.

Arsenicum , Calcarea carbonica , Indigo et *Squilla,* lorsque le gonflement est douloureux.

Dulcamara a suffi dans un cas pour résoudre la tumeur, et faire disparaître tous les symptômes.

Secale, lorsque la peau meurt, que la chair tombe par lambeaux, et qu'il en sort du pus.

Spiritus sulphuratus et *Melampodium,* lorsque l'affection s'étend, par sympathie, à la fourchette.

Il ne faut faire aucune attention à la chute des poils au dessus de la couronne.

.PAUPIÈRES (Clôture spasmodique des).

Hyosciamus fait cesser ce symptôme, qui se rencontre dans la plupart des maladies d'yeux.

Chamomilla a réussi dans un cas où *Hyosciamus* avait été employé en vain; l'animal qui était incommodé de spasme aux paupières, avait récemment éprouvé des accès de suffocation.

PAUPIÈRES (Tubérosités aux).

Staphysagria, notamment lorsque les tubérosités sont volumineuses, et ressemblent à des tumeurs enkystées.

Pulsatilla et *Lycopodium* s'emploient aussi avec succès.

PÉPIE.

La pépie est une maladie commune à tous les oiseaux à langue pointue, et particulièrement aux dindons. Elle est quelquefois épizootique. Elle se manifeste par une pellicule blanche ou jaune qui entoure le bout de la langue comme un fourreau, et empêche l'oiseau de boire. On attribue cette maladie au manque d'eau ou à sa mauvaise qualité, et à la mal-propreté des poulaillers; mais elle provient aussi d'une disposition intérieure. Le seul remède, c'est d'arracher cette pellicule desséchée en la prenant par sa base avec un couteau bien tranchant, d'appliquer *Arnica* sur la plaie, et d'administrer intérieurement *Napellus* et *Antimonium crudum*.

PÉRIPNEUMONIE ou INFLAMMATION DU POUMON.

Arsenicum. — Frisson après avoir bu froid. Une seule dose suffit dans presque tous les cas. Néanmoins si le frisson se prolonge plus de deux heures, il faut administrer une dose *Napellus*, que l'on fait suivre une demi-heure après d'une nouvelle dose *Arsenicum*. La guérison est alors radicale.

N. B. Il arrive souvent qu'à la suite d'une inflammation de poumons mal guérie les chevaux prennent le frisson après avoir bu froid, et sont atteints d'une nouvelle péripneumonie. *Arsenicum* réussit chez ces animaux, mais une seule fois. Il faut donc, avant que la durée d'action de ce médicament soit passée, donner un autre remède, tel que *Nitrum*, pour combattre le vice intérieur : on sera sûr alors qu'*Arsenicum* développera de nouveau sa puissance.

Arsenicum a été employé avec beaucoup de succès dans le cas suivant : Un cheval, après avoir été employé à des travaux pénibles par un temps froid et pluvieux, était tombé tout-à-coup malade en rentrant à l'écurie; sa respiration était extrêmement rapide, il se tenait la tête basse, et était inondé de sueur. Le vétérinaire déclara avec raison que l'animal était atteint d'une inflammation de poitrine, et il ajouta qu'il n'y avait point d'espoir de le sauver. J'administrai au cheval deux doses *Arsenicum*, et il fut sauvé au bout d'une demi-heure.

Bryonia, lorsque le frisson fébrile provient de ce que l'animal s'est refroidi, ou a été mouillé ayant chaud. Dans ce dernier cas il faut alterner quelques doses *Arsenicum* avec *Napellus*, et donner une dose *Dulcamara*.

A ces signes précurseurs succède la péripneumonie, qui se reconnaît aux symptômes suivans : chaleur de la bouche; sècheresse de la langue; respiration accélérée, mais pénible; haleine brûlante; battemens de flancs; l'animal demeure tranquille sans se coucher; il chancelle en marchant; quelquefois il se manifeste dans le commencement de la maladie une toux qui diminue à mesure que le mal fait des progrès.

Napellus, le plus puissant des médicamens dans les cas pressans, surtout lorsque l'haleine est brûlante. On en renouvelle les doses de deux heures en deux heures lorsque le cas est urgent, sinon, toutes les 6, 8, 10 ou 12 heures. — Un cheval de selle que son cavalier avait forcé par un temps venteux pour éviter la pluie, haletait et s'ébrouait; le pouls était dur, rapide, et battait avec violence; l'animal se tenait les jambes écartées; en un mot il présentait tous les symptômes de la péripneumonie. Le soir même Lux lui administra $\frac{3}{16}$ *Napellus*. Le lendemain le pouls était presque revenu à son état normal; la respiration était lente, et l'haleine moins brûlante; les narines étaient moins dilatées; mais l'animal n'avait pas recouvré l'appétit. On lui administra $\frac{3}{15}$ *Arsenicum* pour faire cesser le battement de flanc et une toux brève qui s'était déclarée. Au bout de trois jours l'animal fut rétabli.

Bryonia, lorsque le lendemain la respiration de l'animal est encore gênée, ou lorsqu'au bout de deux heures la seconde dose de *Napellus* ne détermine aucune amélioration.

Sulphuris Hepar, dans les cas très – graves d'inflammation de poitrine, lorsque la respiration est précipitée, et que *Napellus* ne produit aucun effet.

Senega. — Spécifique lorsque la péripneumonie a peu d'intensité, ou qu'elle prend un caractère chronique.

Toxicodendron, lorsque la cavité du thorax est en mouvement, et que l'animal écarte les jambes.

Cannabis, lorsque les battemens du cœur sont sensibles à la vue.

Nitrum, lorsque quelques signes dénotent des tubérosités aux poumons. Ce médicament ne peut combattre l'inflammation sans le secours de *Napellus*, mais c'est un remède souverain pour compléter la cure.

Nitri Acidum, lorsque pendant le traitement ou après la disparition des symptômes alarmans il survient un frisson fébrile, ou que le poil se hérisse aussitôt que l'animal passe de la chaleur de l'écurie au grand air.

Digitalis, lorsque le pouls est rémittent, symptôme de mort d'après l'ancienne médecine.

Squilla, lorsque la toux semble douloureuse, et surtout quand l'émission de l'urine est fréquente, et n'a lieu que goutte par goutte.

Mercurius vivus, lorsque la respiration est anxieuse sans être rapide, et surtout quand il y a sueur. Ce médicament, alterné avec *Hep. sulph.*, a dissipé en deux heures une violente attaque de péripneumonie.

Vomica. — Excrémens durs, constipation. Ce médicament ne doit être administré qu'après la cessation des symptômes inflammatoires.

Pulsatilla, comme médicament intermédiaire, lorsque la diarrhée survient dans le cours du traitement.

Asa a réussi dans le cas suivant, qui avait résisté à tous les autres médicamens. L'animal était triste, et baissait la tête; il s'ébrouait toutes les sept à dix minutes, et dressait alors la tête avec vivacité; il manifestait de la douleur à la cavité du thorax lorsqu'on portait la main à cette partie. Quelque temps auparavant une personne avait été guérie en peu d'heures, avec deux doses d'*Asa*, d'une inflammation de poitrine caractérisée par des élancemens violens de dedans en dehors, qui se déclaraient à de courts intervalles, et se renouvelaient toutes les fois que l'on portait la main à la partie affectée : on appliqua, par analogie, le même médicament au cas particulier, et l'animal fut guéri en peu de temps.

Opium. — L'animal se tient debout, les jambes écartées, dans un état de somnolence complet, et les yeux à moitié fermés; sa respiration est haletante et pénible. L'ancienne médecine est impuissante contre ces symptômes, que suit une mort certaine.

Opium sauve l'animal, mais sa guérison doit être complétée par d'autres médicamens.

Dulcamara, contre la toux accompagnée d'écoulement de mucosités nasales. Deux doses *Dulcamara* à trois jours d'intervalle agissent spécifiquement contre ce symptôme. *Natrum* pour compléter la guérison.

N. B. Si l'animal, traité d'après les principes de l'ancienne médecine, a été saigné, il faut faire précéder d'une dose *China* les médicamens que l'on veut administrer, et ne donner ceux-ci qu'au bout de dix minutes. Sans cette précaution les médicamens les mieux appropriés à l'état du malade ne produisent aucun effet.

Kleemann combat avec succès la péripneumonie chez les chevaux avec quelques doses $\frac{6}{1}$ *Napellus* et $\frac{6}{1}$ *Bryonia* ou *Vomica* alternées. Il proscrit la saignée.

Napellus. — Une vache qui quelques semaines auparavant avait bu froid après avoir fait une longue route, et s'être échauffée, était atteinte d'une péripneumonie. Lux lui donna deux jours de suite $\frac{10}{0}$ *Napellus,* et le troisième et le quatrième jour $\frac{10}{15}$ *Napellus.* Le cinquième jour, guérison complète.

Une vache atteinte de péripneumonie, et abandonnée des vétérinaires allopathes, reçut $\frac{2}{0}$ *Napellus* dans une once d'eau; au bout de deux heures les gémissemens cessèrent; la respiration et le pouls reprirent leur état normal. L'animal but de l'eau mélangée de carottes râpées, et mangea quelques feuilles de betteraves. Le lendemain il mangea davantage; le larmoiement avait cessé, et ses yeux, auparavant rouges et proéminens, avaient repris leur couleur et leur position naturelles.

Bryonia, aussitôt que l'on s'aperçoit que la respiration est profonde et accélérée.

Un taureau était atteint depuis trois jours d'une péripneumonie au dernier degré. Schmager lui administra $\frac{3}{15}$ *Napellus* de deux heures en deux heures, ce qui détermina une prompte amélioration. Le lendemain soir il donna $\frac{5}{15}$ *Bryonia.* Le troisième jour l'animal avait repris l'appétit, et respirait beaucoup plus facilement. Le quatrième jour Schmager donna matin et soir une nouvelle dose *Bryonia,* et l'animal fut complètement guéri.

Toxicodendron. — Mouvemens et travail du thorax alternés avec mouvemens de fièvre.

Squilla. — Toux douloureuse, respiration brûlante, dysurie. Il faut quelquefois alterner *Squilla* avec *Bryonia.*

Mercurius vivus, lorsqu'il survient une sueur abondante dans le cours de la maladie.

La *fausse péripneumonie,* dont les symptômes sont si bénins qu'ils passent souvent inaperçus, n'est autre chose qu'un catarrhe pulmonaire.

Senega est dans ce cas le remède souverain.

Arnica, lorsqu'il survient de la toux, principalement après le travail ou une course.

Bryonia, lorsque l'animal maladif reste tout-à-coup raide et immobile pour peu qu'il se refroidisse après avoir eu chaud. L'urine est alors ordinairement rouge, et il se joint à ces symptômes des affections des voies urinaires.

Voyez INFLAMMATION DE LA VESSIE.

PIED COMBLE.

Le pied comble présente à un degré exagéré la défectuosité du pied plat. La sole, au lieu d'y former, comme dans un pied normalement constitué, une espèce de voûte élastique, est au contraire incurvée en bas, et dépasse en se bombant le bord inférieur de la paroi. Il résulte d'un tel vice de conformation, que c'est principalement la sole qui sert, avec la fourchette, à l'appui sur le terrain.

Squilla, trois doses, rétablit cette défectuosité.

Il faut quelquefois faire suivre *Squilla* de *Sulphur* et de *Sepia*.

PIED PLAT.

Sulphur, *Squilla*, *Graphites*, *Mercurius vivus*, *Antimonium crudum* et *Sepia*, administrés à de longs intervalles, dans l'ordre où nous les plaçons.

Le pied plat est caractérisé par l'obliquité et la friabilité excessive de la paroi; le peu de hauteur des talons; le volume de la fourchette; et le défaut d'incurvation de la sole, qui se trouve à peu près plane, et de niveau avec le bord plantaire de la paroi. Il résulte de cette disposition des parties du sabot, que l'élasticité s'y trouve à peu près détruite, puisque l'un de ses principaux ressorts, la concavité de la sole, n'existe pas.

PIÉTAIN.

Voyez FOURCHET.

PIQURES.

Piqûres d'abeilles, *Apisin*. Piqûres de guêpes, *Crabrin*.

PIS (GONFLEMENT DU).

Belladona s'emploie surtout avec succès lorsque le gonflement anormal du pis et des vaisseaux lactés survient très-peu de temps avant l'accouchement. Ce médicament agit comme spécifique lorsque ce symptôme se manifeste après la mise-bas.

Une seule dose de *Belladona* a résolu une tumeur de six pouces de hauteur, qui avait envahi tout le ventre, s'étendait du pis jusqu'au poitrail, et présentait un caractère d'inflammation très - prononcé.

Camphoræ spiritus appliqué extérieurement de vingt-quatre heures en vingt-quatre heures, résout le gonflement morbide du pis et des vaisseaux lactés. Cette affection se manifeste souvent avant la mise-bas. Elle est accompagnée d'une légère inflammation lorsqu'elle a pour cause l'humidité ou un refroidissement.

Chamomilla, lorsqu'on a lieu de croire que le gonflement provient d'un engorgement des vaisseaux lactés.

PIS (INDURATION DU).

Arnica, si les tubérosités du pis ont pour cause une contusion ou une lésion extérieure. Il est presque toujours nécessaire de lui faire succéder *Conium*.

Bryonia, si les duretés du pis sont rondes, et n'occasionent point de douleur.

Une vache avait au pis plusieurs duretés de la grosseur d'un œuf de pigeon, et qui augmentaient chaque jour de volume. Elle semblait du reste n'éprouver aucune douleur, se portait bien, et donnait du lait de bonne qualité. $\frac{4}{4}$ *Bryonia* dans un morceau de pain, soir et matin pendant quatorze jours, suffirent pour résoudre entièrement ces grosseurs.

Chamomilla, contre le gonflement des glandes intérieures du pis.

Mercurius vivus et *Napellus*, lorsque l'induration du pis est opiniâtre.

Une vache, dit Hotter, était incommodée de grosseurs dans un côté du pis, la sécrétion du lait était interrompue, une humeur purulente suintait d'un des trayons, et l'appétit était diminué. Le 30 octobre 1835 je lui donnai, à quelques heures d'intervalle, trois doses *Napellus*, 15.e dilution. Le 31 le gonflement avait diminué, le lait était revenu, et les excrémens étaient plus mous que la veille; mais le pis était encore dur et gonflé. J'administrai *Mercurius vivus*. Le 2 novembre je trouvai le pis dans son état naturel.

PIS (INFLAMMATION ÉRYSIPÉLATEUSE, GLANDULEUSE ET GANGRÉNEUSE DU).

Arnica, Camphora, Phosphorus, Silicea, Belladona, lorsque l'inflammation a un caractère érysipélateux.

Le pis des vaches qui viennent de mettre bas est souvent gonflé, luisant, rouge, tendu et douloureux. $\frac{3}{4}$ *Arnica*, trois fois par jour, résolvent cette tuméfaction en très-peu de temps.

Une génisse qui ne devait mettre bas que dans deux mois, se trouva tout à coup incommodée d'un gonflement au pis. La peau postérieure de cette partie était devenue épaisse et raide, et l'animal ne pouvait remuer les cuisses sans paraître éprouver de vives douleurs. On lui administra $\frac{1}{4}$ *Arnica*, dans un morceau de pain, à chaque repas. Au bout de deux jours le pis avait repris son volume ordinaire et sa flaccidité.

Une vache avait le pis dans un état d'inflammation et de gonflement qui avait résisté à des lotions résolutives multipliées. Kinder lui donna $\frac{20}{0}$ *Camph.*; le lendemain, amélioration; répétition de $\frac{10}{0}$ *Camph.*; le second jour, guérison complète.

Une autre vache venait de mettre bas pour la première fois; elle avait le pis gonflé et crevassé. Son veau avait en outre le dévoiement. Lux lui administra $\frac{20}{0}$ *Camph.* dans quatre onces d'eau; il ne donna rien au veau. La mère et le petit furent guéris en peu de temps.

Le même homœopathe a résolu en deux jours l'inflammation du pis d'une chèvre avec $\frac{10}{0}$ *Camph.*

Une brebis qui allaitait, avait le pis dans un état d'inflammation et de suppuration tel que l'on craignait la destruction complète de cette partie. Le 12 février 1835 ou lui donna $\frac{1}{2}$ *Phosphorus;* le 26 du même mois, $\frac{1}{2}$ *Silicea;* le 12 mars, une nouvelle dose ¼ *Phosphorus;* le 26 mars on répéta ⅕ *Silicea.* Quelques semaines suffirent pour le rétablissement complet du pis, à l'exception d'un trayon qui se trouva tari.

Eggert a dissipé l'inflammation du pis, chez plusieurs vaches, avec ⅙ *Belladona.*

Chamomilla, contre l'inflammation adénoïde du pis.

Une vache avait mis bas depuis huit jours; les deux trayons postérieurs étaient taris, et le peu de lait que donnaient les autres trayons était caséeux et épais. On sentait dans le pis des tumeurs glanduleuses indépendantes de la peau extérieure. *Chamomilla,* ¼ dans un morceau de pain, à chaque repas, rétablirent le pis en peu de jours.

Arsenicum. — Inflammation gangréneuse du pis; ulcères dont les bords sont durs et renversés; taches isolées, bleuâtres ou rouge foncé, au pis et aux trayons.

Secale cornutum. — Taches de gangrène, dont la peau s'enlève facilement. Ce médicament s'emploie surtout avec succès contre l'état gangréneux et ulcéreux du pis. Dans quelques cas il faut l'alterner avec *Arsenicum.*

Sulphuris Hepar, deux doses par jour, lorsque les nodosités intérieures du pis n'ont pu être résolues par *Camphora, Chamomilla* ni *Conium.*

Silicea, lorsque la guérison des ulcères traîne en longueur.

Asa, Mercurius, Arsenicum, Carbo, Calcarea carbonica. Ce dernier médicament réussit lorsque l'ulcère est de nature très-maligne.

PISSEMENT DE SANG.

Voyez Hématurie.

POLYPE DU NEZ.

Sulphur, Pulvis mari veri soufflée dans le nez.

POURRITURE, CACHEXIE AQUEUSE.

Arsenicum, Colchicum, suivi d'*Opium, Digitalis, Napellus* et *Sulphur.*

Cette espèce d'hydropisie, particulière aux bêtes à laine, est encore connue sous différens noms : ce sont ceux de *foie pourri, douve, bouteille,* etc. Elle est presque toujours épizootique, les causes qui y donnent lieu étant générales, et agissant en même temps sur une quantité plus ou moins grande de troupeaux.

Les premiers symptômes de la pourriture sont peu apparens. Les animaux paraissent souvent augmenter de volume, et l'on pourrait attribuer à un état d'embonpoint ce qui n'est que l'effet de la bouffissure; mais cet état factice est accompagné de nonchalance; la démarche est languissante; l'appétit diminue; les membranes de la bouche, de l'œil, perdent leur couleur; la langue est enduite de mucosités; la soif augmente.

Lorsque la maladie fait des progrès, les membranes muqueuses deviennent plus pâles, la conjonctive surtout; elle prend une teinte jaunâtre, et la membrane clignotante, ainsi que le bourrelet graisseux qui la soutient, sont boursouflés, infiltrés. Ce symptôme, que l'on appelle *œil gras*, est un de ceux qui caractérisent la maladie. Les forces de l'animal diminuent en raison des progrès du mal; il résiste peu lorsqu'on le saisit par le jarret.

Bientôt le frein de la langue s'engorge, la conjonctive devient d'un blanc sale, la laine tombe, et la maigreur s'empare de l'animal. Il se forme alors des hydropisies dans les différentes cavités, dans le tissu cellulaire. C'est surtout à l'auge que l'on remarque une augmentation de volume. On a donné le nom de *bourse* ou de *bouteille* à cette tumeur qui paraît remplie d'eau, et à laquelle on reconnaît la fluctuation. Cette tumeur disparaît en partie la nuit, lorsque les moutons se couchent, et elle est plus considérable le soir, lorsque les animaux ont été debout le jour dans les pâturages, où ils ont la tête basse pour manger. Ce symptôme annonce l'état assez avancé de la maladie. La pourriture fait alors des progrès rapides; il y a diarrhée, soif ardente; les urines sont claires; l'infiltration de toutes les membranes muqueuses augmente; les bêtes se lèvent peu; elles ne témoignent pas d'appétit pour les alimens solides; la mort ne tarde pas à suivre ces derniers symptômes.

Les causes qui donnent lieu à la pourriture sont tout ce qui peut diminuer le ton des organes, principalement l'humidité. Cette maladie est une de celles que le soin du berger contribue le plus à prévenir; il faut qu'il évite le parcage sur les terrains humides, et qu'il y renonce entièrement pendant les grandes chaleurs; qu'il soit attentif à ne point exposer ses moutons à la pluie, et à ne les mener paître que lorsque la rosée est entièrement dissipée.

POURRITURE DES PIEDS.

Bupodopurin, Oipodopurin, Melampodium, Arnica, Napellus, Phosphori Acidum, etc.

CHEZ LES BÊTES A CORNES.—La pourriture des pieds chez les bêtes à cornes est toujours précédée de la fièvre. Les animaux qui en sont atteints perdent l'appétit et la gaieté; la respiration devient accélérée, et la rumination plus lente et plus rare que dans l'état de santé; l'intérieur de la bouche est sec, les excrémens compactes, et l'urine foncée. Le lait tarit chez les vaches. Le second, ou au plus tard le troisième jour après l'irruption de la fièvre, l'animal semble éprouver une sensibilité extraordinaire au sabot d'une ou de plusieurs jambes; il ne pose et ne lève le pied qu'en tressaillant. Dèslors il demeure presque continuellement couché, et lorsqu'on le fait marcher, on remarque qu'il boite, qu'il cherche à se soutenir sur ses pieds sains, et qu'il pose avec précaution le pied malade.. En examinant cette partie, on découvre dans la division du sabot une tumeur inflammatoire brûlante qui empêche l'animal d'appuyer le pied par terre. Il ne tarde pas à se former sur les parties molles et gonflées une multitude de petites vésicules, et de pustules qui jettent bientôt une humeur purulente d'une couleur jaune blanchâtre. Du moment où cette éruption a lieu, la fièvre cesse, et l'animal se remet à manger et à ruminer. Enfin l'ulcère sèche, et forme une croûte qui finit par s'écailler et tomber.

L'inflammation pénètre quelquefois à une plus grande profondeur, et donne lieu à un ulcère qui se forme à la couronne, sans avoir d'ailleurs aucune conséquence fâcheuse.

L'animal est promptement rétabli lorsque la pourriture présente un caractère aussi bénin ; mais cette affection peut devenir chronique et dangereuse si on la néglige. Alors l'animal dépérit; la fièvre prend un caractère putride; l'ulcère sécrète une humeur âcre et fétide, et le sabot se détache. Dans quelques cas de nature très-maligne les ligamens et les os sont attaqués et détruits. D'autres fois l'inflammation dégénère en induration, et produit une paralysie incurable.

Arnica, intérieurement et extérieurement, dès le début de la maladie, lorsqu'on remarque que l'animal a la démarche mal assurée.

Conium, lorsqu'outre ce dernier symptôme, l'animal manifeste de la douleur, principalement à l'extrémité des ongles.

Napellus, lorqu'*Arnica* ne suffit point pour dissiper l'inflammation.

Squilla est le remède anti-inflammatoire de la pourriture des pieds. On peut, suivant les circonstances, l'alterner avec *Napellus*, *Arnica* ou *Conium*.

Les remèdes qui précèdent, ont peu d'action sur l'ensemble de la maladie; mais ils sont précieux pour dissiper les symptômes aigus, et préparer l'action des autres médicamens.

Thuja a réussi dans plusieurs cas où le gonflement s'étendait du dessus de la couronne à la jambe.

Vomica, médicament intermédiaire puissant lorsque l'animal éprouve un frisson fébrile. Il en est de même de *Napellus*, surtout lorsque le pouls est accéléré, et l'haleine brûlante.

Belladona, contre la fixité du regard, l'agitation et la férocité.

Oipodopurin est le remède isopathique de la pourriture des pieds chez les bêtes à cornes.

Chez les porcs. — La pourriture des pieds prend ordinairement un caractère assez grave chez ces animaux, et dure plusieurs semaines si on la néglige. Elle offre du reste les mêmes symptômes que chez les bêtes à cornes, et se guérit par les remèdes suivans : *Vomica*, $\frac{2}{30}$ en deux doses;

Sulphur, lorsqu'il y a du pus entre les jointures du paturon ; *Napellus*, *Phosphoricum Acidum* et *Melampodium.*

Je fus appelé en 1833, dit Schumann, par un propriétaire des environs de Brunswick, pour traiter trois porcs malades. Le premier était raide et ne mangeait pas. Une dose *Napellus* amena une amélioration notable dans son état. Les deux autres boitaient, et je reconnus qu'ils étaient attaqués de la pourriture. Je leur donnai $\frac{3}{1}$ *Phosphoricum Acidum* dans du lait ; le lendemain la suppuration avait cessé, et le pied était entièrement sec.

CHEZ LES BÈTES A LAINE. La pourriture des pieds prend le nom de FOURCHET chez les bêtes à laine.

Voyez cet article.

POURRITURE DES SOIES.

Viborg regarde cette maladie comme une affection scorbutique. On trouve chez l'animal qui en est atteint, un affaiblissement total des forces vitales qui s'annonce par la lassitude, la paresse, et une diminution de l'appétit. La gencive est enflée et flasque, et au moindre contact elle donne écoulement à un sang noirâtre. La peau de l'animal est molle, et le lard cède à l'impression du doigt. Lorsqu'on arrache des soies, on en trouve les bulbes noires et sanguinolentes, tandis qu'elles sont fauves lorsque le porc est en bonne santé. Les porcs d'engrais sont exposés à cette maladie lorsqu'on les tient enfermés dans des porcheries où règne un air humide, ou lorsqu'on ne varie pas leurs alimens.

Cocculus, Napellus, Toxicodendron, Sulphur, China.

Ce dernier comme médicament intermédiaire lorsqu'il y a grande faiblesse.

POUS.

Absinthium, Sulphur, China, lorsqu'il survient de la faiblesse. *Petroselini Semina, Arsenicum, Tabacum* et *Mercurius* s'emploient extérieurement.

Les pous n'attaquent guère que le bétail maladif, et s'attachent de préférence aux veaux, aux génisses, aux agneaux, au brebis malades, et aux porcs qui sont mal nourris ou tenus mal-proprement. Ces insectes se multiplient quelquefois avec une telle rapidité, qu'ils font maigrir et périr l'animal dont ils se sont emparés. Chez les bêtes à cornes ils affectionnent surtout le derrière des cornes et des oreilles, la nuque et le garrot.

L'onguent composé de mercure et de sain-doux est très-nuisible, quelquefois même mortel, aux jeunes veaux et aux agneaux.

La préparation suivante est au contraire très-efficace et d'une innocuité complète. On pile des graines de persil dans un mortier, et, quand elles sont concassées et broyées, on en mélange une demi-once avec une once et demie de sain-doux. On frotte avec cet onguent les parties attaquées.

POUSSE.

Cette maladie peut provenir d'une inflammation de poumon qui n'a pas été complètement guérie, d'un refroidissement, ou de la mauvaise qualité du fourrage. Elle se reconnaît à la gêne de la respiration et à l'altération, des flancs. L'animal n'achève sa respiration qu'en deux temps ; ses narines sont dilatées ; et lorsque le mal a déjà fait des progrès, le flanc bat jusqu'auprès de l'épine du dos et du plat de la cuisse.

La pousse est quelquefois accompagnée d'une toux sèche et fréquente jointe à un écoulement de flegme par les naseaux.

Spongia, *Helleborus albus*, *Bryonia*, *Sulphur*, *Vomica* et *Cuprum* alternés guérissent souvent la pousse lorsqu'elle est récente. Si elle est invétérée, on ne peut donner que des palliatifs : car il est alors très-rare d'obtenir une cure radicale.

Un cheval était poussif, dit Lux : je lui donnai, le 14 septembre 1832, $\frac{3}{15}$ *Helleborus albus*. Le 22 il toussa encore le matin et le soir, mais sa toux n'était plus pénible ; son propriétaire me fit aussi remarquer avec satisfaction que son cheval ne petait plus en toussant. J'administrai alors $\frac{4}{15}$ *Bryonia*. Le 4 octobre je reconnus une amélioration très-sensible : l'animal toussait encore la nuit lorsqu'il avait beaucoup mangé, mais très-peu la journée ; sa respiration était plus facile ; enfin un écoulement s'était établi par le nez. Je donnai $\frac{5}{15}$ *Dulcamara.* Le 15, toux violente et écoulement abondant; $\frac{3}{15}$ *Opium.* Le 17 la respiration était encore courte: $\frac{5}{15}$ *Vomica.* Ce ne fut que vers le 1.er décembre que la toux devint plus rare et plus facile. $\frac{5}{3}$ *Sulphuris Hepar* n'ayant produit aucun résultat, j'administrai, le 15, $\frac{5}{15}$ *Spongia*, qui firent disparaître tous les symptômes.

PTÉRIGION.

Conium est presque toujours suffisant; néanmoins il faut quelquefois recourir à *Cannabis*, *Causticum*, *Euphrasia* ou *Sulphur.*

PRURIT.

Voyez Démangeaison.

PULMONIE SUPPURANTE.

Cette maladie chronique est occasionée par la suppuration des petits boutons que l'inflammation développe aux poumons. Elle peut avoir pour causes un vice caché, une affection de poitrine mal guérie, une parturition laborieuse, un refroidissement excessif, des coups sur les côtes, un mauvais régime alimentaire, etc. Les chevaux atteints de cette maladie perdent les poils de leur crinière. On peut aussi remarquer (symptôme rarement observé) de petits boutons sur le garrot; le poil est lisse et luisant. La toux ne se déclare ordinairement que peu de jours avant la mort.

Un signe qui accompagne toujours cette maladie chez les bêtes à cornes, mais qui ne se manifeste que lorsque le mal a déjà fait des progrès, c'est le ballonnement, et la gêne de la rumination. A l'ouverture du cadavre on trouve de petits boutons dans les lobes du poumon; un de ces lobes est ordinairement flétri et en suppuration.

China, à plusieurs doses, *Lycopodium*, *Stannum* et *Nitrum*.

Dulcamara, *Calcarea carbonica*, contre l'ensemble de la maladie.

Ces médicamens s'administrent avec succès dans la première période de la maladie.

Sulphuris Hepar. — Laie a guéri avec plusieurs doses *Sulphuris Hepar*, administrées de vingt-quatre heures en vingt-quatre heures, un veau dont la maladie présentait les symptômes que nous venons de décrire. Mais il ne donne cette cure que comme un fait isolé.

Colchicum s'emploie contre le ballonnement. On rétablit le cours de la rumination à l'aide d'*Aconitum* et *Arsenicum*. Ces médicamens doivent être administrés deux, et même trois fois par jour, pendant les dix à douze premiers jours.

PUTRÉFACTION DE LA VERGE.

Des observations récentes sur les bêtes à cornes ont fait découvrir une maladie dont il serait difficile d'indiquer la cause. C'est une espèce de putréfaction qui attaque la verge dans une plus ou moins grande partie de sa longueur : la peau qui la recouvre est tuméfiée; une matière puante et visqueuse coule de l'urètre, et s'amasse dans le poil qui en cache l'extrémité; l'urine ne s'échappe que goutte par goutte.

Cantharides, *Thuja* et *Sulphur* s'emploient avec succès dans cette maladie, mais il faut les répéter plusieurs fois, et la guérison est très-lente.

Secale, alterné de vingt-quatre heures en vingt-quatre heures avec *Arsenicum*, agit très-promptement.

Q.

QUEUE DE RAT.

On dit qu'un cheval a une queue de rat lorsqu'il a la queue effilée et dépourvue de long poils à sa partie supérieure, ce qui est ordinairement une suite de la négligence et de la mal-propreté, lorsque ce n'est pas un vice originaire. L'animal éprouve à cette partie une démangeaison qui le porte à se frotter contre les objets qui se trouvent à sa portée. Il faut entretenir la queue avec une grande propreté, appliquer *Arnica*, et administrer *Sulphur*.

R.

RAGE, HYDROPHOBIE.

Hydrophobin, *Belladona*, *Hyosciamus* (1).
La rage se déclare spontanément, ou se commu-

---

(1) M. le docteur Laville de Laplaigne, médecin homœopathe, a bien voulu nous communiquer les observations suivantes :

I. Le 20 décembre 1856 le chien d'arrêt de M. E. M...., de Pouilly près Seurre (Côte-d'Or), fut mordu au naseau par un chien atteint de la rage ; plusieurs des chiens mordus par lui sont devenus à leur tour hydrophobes. Aussitôt que M. E. M.... eut connaissance de l'accident arrivé à son chien, il m'écrivit, et je lui fis passer deux flacons, dont l'un, n.° 1, contenait *Belladona*, teinture-mère, et l'autre, n.° 2, contenait *Belladona*, 30.e dilution.

Le premier fut employé à panser la plaie deux fois par jour, à la dose de dix gouttes dans un litre d'eau.

Le deuxième fut administré à l'intérieur à la dose d'une goutte tous les matins pendant cinquante-huit jours. La plaie fut cicatrisée au bout de quelques jours, et l'animal, rendu à la liberté après cinquante-huit jours, n'a éprouvé aucun symptôme de rage : d'où l'on peut conclure que *Belladona* peut être considérée comme un préservatif certain, ce que l'observation suivante confirmera bien davantage.

II. Le 20 mars 1856 je me suis rendu au château de Q., chez M. L., aux environs de Nuits (Côte-d'Or). Il me montra vingt-huit chiens courans qui avaient été tous plus ou moins mordus en différentes parties du corps par un jeune chien de la meute qui était devenu enragé sans avoir été mordu, et sans aucune cause connue.

Le piqueur, après avoir connu les ravages commis dans la meute par le jeune chien, l'avait séparé des autres, et attaché avec soin dans une loge particulière où il est mort trois jours après, ayant refusé toute espèce d'alimens et de boissons, et s'étant dévoré le bout de la queue et les pattes des extrémités postérieures.

nique par la morsure. Elle attaque spontanément les chiens, les loups, les renards et les chats.

La rage spontanée est déterminée par les grandes chaleurs et la répression de l'appétit génital ; elle a peut-être aussi d'autres causes inconnues. Le chien qui en est atteint a quelque chose d'insolite dans l'allure, et manifeste une grande agitation ;

M. Henyerres et M. Martin, vétérinaires, le premier de Nuits, et le deuxième de Dijon, ont fait l'autopsie, et constaté l'hydrophobie. Après quoi on a séparé les vingt-huit chiens, et on les a attachés de manière à ce qu'ils ne pussent se mordre entr'eux, ni mordre les personnes chargées de les soigner. On a administré à chacun pendant cinquante jours une goutte de *Belladona*, 50.e dilution, tous les matins ; on a lavé les plaies avec la teinture, dix gouttes dans un litre d'eau, jusqu'à parfaite cicatrisation. Au bout de soixante jours tous les chiens ont été mis en liberté, et aucun d'eux n'est devenu enragé ; seulement sur les vingt-huit six ont perdu la vue ; sur ces six, cinq sont morts sans symptômes d'hydrophobie, l'autre a été abattu.

Je crois que, sans commentaire, on peut, d'après cette expérience faite sur une masse de sujets, déclarer affirmativement que *Belladona* est un spécifique essentiellement préservatif contre l'hydrophobie.

Si je me trouvais encore dans le cas de diriger des médicamens contre l'hydrophobie, voici l'ordre dans lequel je procéderais :

Je donnerais, dès l'invasion de la maladie, la vingt-quatrième ou trentième atténuation 1.º d'*Aconitum*, 2.º de *Belladona*, 5.º d'*Hyosciamus*, 4.º de *Datura stramonium*, 5.º de *Cantharides*, en basant cependant l'emploi de chacun de ces moyens sur leur symptomatologie respective. Les plaies ou morsures faites par les animaux enragés doivent toujours être lavées et pansées avec de l'eau froide dans laquelle on aura étendu quelques gouttes de teinture de *Belladona*.

il ne reconnaît plus la voix de son maître, entre
même en fureur contre lui, et s'enfuit souvent à de
grandes distances. Quelquefois il happe l'air, attaque et mord les hommes et les animaux qu'il
rencontre sur son passage; son aboiement est
rauque, et a quelque chose de particulier. Il y a
encore d'autres symptômes que l'on regarde vulgairement comme caractéristiques de la rage,
mais qui ne sont que des indices plus ou moins
trompeurs lorsqu'on les applique à l'hydrophobie
spontanée : par exemple, si l'animal serre la queue
entre les jambes, craint l'eau, tourne en rond,
bave, et tire la langue, etc.

Ces derniers symptômes accompagnent assez
constamment la rage communiquée.

Hering (1) propose d'appliquer le feu au traitement de toutes les plaies envenimées. Ce moyen
curatif consiste à les soumettre à l'action d'un
charbon ardent ou d'un fer rouge que l'on tient sur
la plaie, sans cependant que le contact soit immé-
diat et qu'il en résulte une brûlure. Les charbons
ou le morceau de fer, qu'il faut renouveler aussitôt
qu'ils commencent à se refroidir, doivent être
d'un volume correspondant à l'étendûe de la plaie,
de manière que la chaleur opère sur toute la
largeur de la partie lésée sans agir sur les parties

_____

(1) Feuille-Correspondance des médecins homœopathes, n.º du
22 oct. 1835.

14*

environnantes. Il faut enlever avec soin l'humeur ou le sang qui coule de la blessure.

On continue ce traitement jusqu'à ce que l'on remarque un changement notable dans l'état du malade, par exemple, jusqu'à ce que la fièvre se déclare. Si c'est une morsure de serpent, on pratiquera une ligature au dessus de la plaie. S'il s'agit d'une morsure de chien enragé, on renouvellera l'application du fer rouge ou du charbon trois ou quatre fois par jour jusqu'à ce que la plaie soit guérie, sans laisser de cicatrice noirâtre ou colorée.

Quand on a touché quelque objet infecté de contagion, il est dangereux de se laver les mains avec de l'eau; il vaut mieux les exposer à une forte chaleur, ou les passer à la flamme, et les laver ensuite dans de l'eau de savon.

RALEMENT.

Piper hispanicum.
Un veau râlait et ronflait en respirant, comme si une feuille eût été placée à l'ouverture de la trachée-artère. Du reste il se portait bien. $\frac{3}{0}$ *Piper hispanicum* le guérirent en peu de temps.

RAPPE.

On donne le nom de rappe à une éruption dartreuse à laquelle les chevaux sont sujets, et qui a beaucoup d'analogie avec les eaux aux jambes.

Elle se déclare à la suite d'une marche forcée dans des chemins boueux, ou provient d'un vice intérieur. Elle s'annonce par un suintement d'humeur qui corrode les poils, par des croûtes et des gerçures. L'animal boite presque toujours.

Thuja, qu'il faut quelquefois faire suivre de *Jacea* et de *Sassaparilla*.

Petroleum s'emploie avec succès contre la claudication qui continue après que l'éruption a cessé.

REFROIDISSEMENT.

Arsenicum, contre le frisson fébrile que l'animal éprouve après avoir bu de l'eau froide.

Bryonia, contre toute espèce de refroidissement, de quelque cause extérieure qu'il provienne.

Dulcamara, Pulsatilla. — On obtient en général de bons effets de ces deux médicamens.

Dans les maladies qui proviennent d'un refroidissement on appliquera les médicamens indiqués pour chacune de ces maladies.

REINS (Luxation des).

Toxicodendron. — Un cheval âgé, mais encore vigoureux, s'était démis les reins en tirant une voiture de fumier d'une ornière. On avait été obligé de le transporter sur une litière à l'écurie. *Toxicodendron* le rétablit en trois heures.

Sulphur, Calcarea carbonica, Silicea, Petroleum, Conium, Causticum, et plusieurs doses *To-*

xicodendron, lorsque la luxation est invétérée, et qu'il s'y est déjà formé des substances cartilagineuses. La guérison est alors assez difficile. On emploie *Arnica* extérieurement.

RÉTIF (CHEVAL).

Arnica, Camphora, China, Vomica, Pulsatilla, Toxicodendron, si l'animal est très-susceptible au toucher.

Helleborus albus, quand le cheval regimbe, cherche à happer sa queue, et ne se laisse pas seller.

Ipecacuanha, Pulsatilla, Bovista, lorsque l'animal ne se laisse pas prendre les oreilles, ni par conséquent brider.

RHUMATISME.

Nitri Acidum, Vomica, Sulphur.

Un cheval de trait était atteint d'un rhumatisme qui se portait tantôt sur le côté gauche, tantôt sur le côté droit; quelquefois l'affection se déclarait pendant le repos, et diminuait pendant le mouvement; d'autres fois elle survenait pendant la marche, et cessait lorsque l'animal s'arrêtait. Du reste le cheval se portait bien. $\frac{2}{1}$ *Sulphur*, deux fois par jour, dans du pain, le guérirent en huit jours.

Un petit chien fut un soir saisi d'un frisson violent que la chaleur ne put dissiper. Le lendemain il eut les jambes de devant toutes raides et le dos contracté. Il pouvait à peine mettre une patte devant l'autre. Il semblait en outre éprouver de vives douleurs, criait pour peu qu'on le touchât, avait perdu l'appétit, et était constipé. Une seule dose *Vomica*, $\frac{1}{3}$, le rétablit en peu de jours.

RHUME DE CERVEAU.

Voyez CATARRHE.

- ROUGEOLE DES PORCS.

Napellus, Sulphur.

Cette maladie s'annonce par des taches rouges qui apparaissent autour du groin et des oreilles, aux aisselles, et à la face interne des cuisses de l'animal, et sur lesquelles il se forme des croûtes qui se détachent plus tard par écailles farineuses. Cette affection est accompagnée de fièvre, de toux, de diminution d'appétit et de vomissement. Le premier soin doit être de séparer du reste du troupeau l'animal qui en est attaqué, de le conduire dans un lieu salubre, chaud, bien aéré, et de lui donner de la litière bien sèche. On lui fait boire ensuite de l'eau tiède mélangée de recoupes. Ce régime suffit presque toujours pour faire disparaître tous les symptômes; mais on peut hâter la guérison par l'emploi des médicamens que nous avons indiqués plus haut.

RUDESSE ET CREVASSEMENT DE LA PEAU.

Arnica et *Arsenicum*, appliqués extérieurement, procurent souvent une guérison complète en peu de temps et sans le secours d'aucun autre remède, lorsque le mal a été contracté dans des lieux marécageux.

Chamomilla, *Conium* et *Mercurius solubilis*, lorsque la peau est très-dure. Lorsqu'elle devient écailleuse après l'application de ces médicamens, on administre *Sepia*.

Phosphori Acidum, lorsqu'après la chute de la peau rugueuse les parties qu'elle recouvrait se rident.

Phosphorus, dans un seul cas, celui où une excroissance fongueuse cautérisée par le feu a laissé une plaie douloureuse et fendillée.

Sepia a réussi dans le cas suivant : De larges morceaux de peau desséchée s'étaient détachés des jambes, et la jeune peau commençait à durcir ; elle ne tarda pas à tomber elle-même. Trois doses rétablirent les parties lésées dans l'espace d'un mois.

Sulphuris Acidum et *Mercurius solubilis*, lorsque la peau est dure et comme recuite, ou lorsque les poils sont tombés.

Sulphuris spiritus et *Toxicodendron*, lorsque les gerçures de la peau des jambes donnent lieu à un suintement.

Toxicodendron réussit aussi bien lorsque les crevasses sont sèches que lorsqu'elles sont humides.

Zincum, dans un seul cas, celui où le fendillement de la peau est accompagné de paralysie de la hanche.

RUT, CHALEUR.

Lycopodium, $\frac{1}{8}$, agit comme excitatif. *Cantharides*, $\frac{1}{30}$, produit l'effet contraire.

S.

SABOT (Affections du).

Mercurius vivus, Antimonium crudum et *Squilla.*

SABOT (Gerçures, crevassement du).

Squilla, Silicea, Sulphur et *Sepia, Arnica, Phosphorus.*

Madame de Pfeil a guéri une gerçure de sabot très-douloureuse chez un cheval, avec $\frac{10}{IV}$ *Arnica;* l'inflammation et la douleur ont été dissipées en soixante heures.

Ramin a guéri la même affection avec *Phosphorus.*

SELLE
(Tumeurs produites par la pression de la).

Arnica. — Lavez la partie affectée avec de l'eau arniquée, et appliquez-y des compresses imbibées du même liquide. Évitez autant que possible de placer la selle sur le dos de l'animal jusqu'à parfaite guérison. *Arnica* a beaucoup d'efficacité contre les taches de gangrène.

Bryonia, dès le principe, lorsque la tumeur est tendue, brûlante, et placée sur les côtes;

Pulsatilla, lorsque la tumeur a son siége à l'épine dorsale ou au garrot;

Conium, lorsque la chaleur de la tumeur diminue, quel que soit son siége, ou lorsqu'elle est déjà invétérée.

Si ces tumeurs s'aggravent, prennent un caractère malin, et entrent en suppuration, ayez recours aux médicamens indiqués au mot *Ulcère*.

SPLÉNITE, ou INFLAMMATION DE LA RATE.

Cette maladie, qui se distingue de toutes les autres affections inflammatoires par la couleur brune de la langue, est dangereuse en ce qu'elle dégénère facilement en typhus. Elle attaque rarement les chevaux, mais elle est assez commune chez les bêtes à cornes, surtout pendant l'été. On la reconnaît aux signes suivans : langue brunâtre; inappétence; pouls d'abord plein, dur et tendu, ensuite mou, petit, et à peine sensible; fixité du regard; enfin l'animal tend la tête en avant, donne des signes de douleur lorsqu'on porte la main à la région de la rate, et tourne fréquemment la tête vers cette partie.

Chez les chevaux, deux doses *Napellus* suivies d'*Arsenicum*. On obtient aussi de bons effets d'*Arnica*, *Cantharides*, *Bryonia*, *Pulsatilla* et *Spigelia*.

Napellus, administré de quart d'heure en quart

d'heure dès le début de la maladie, fait disparaître tous les symptômes alarmans.

Arsenicum, spécifique comme médicament intermédiaire, lorsque la langue est d'une couleur brune foncée.

Bryonia, lorsqu'on remarque des symptômes de fièvre nerveuse, surtout quand l'animal a l'inspiration profonde, ce qui met tout son corps en mouvement. On alterne souvent *Bryonia* avec *Napellus*.

Vomica, répétée, lorsque l'animal tourne souvent la tête vers le siége de l'affection, en donnant des signes de douleur. Il est souvent nécessaire de l'alterner avec *Napellus*.

Laurocerasus a réussi dans le cas suivant, qui avait résisté à l'action de tous les autres médicamens : le pouls était petit, le regard fixe, la tête haute ; l'animal était insensible, seulement il tressaillait lorsqu'on portait la main à la partie malade. *Laurocerasus* dissipa presque instantanément ces symptômes. Les médicamens qui l'avaient précédé, avaient peut-être contribué à préparer son action.

SPASME DE LA VESSIE.

Voyez Cystospasme.

STOMACACE, ou POURRITURE DE LA BOUCHE.

Bustomacacin, contre la stomacace chez les bêtes à cornes.

Toutes mes bêtes à cornes, dit M: Oheimb, ayant été atteintes de la stomacace dans le courant de septembre 1830, je voulus éprouver, par comparaison, l'efficacité du traitement homœopathique. Je remis en conséquence quatre vaches et un taureau entre les mains d'un vétérinaire allopathe du pays, très-habile d'ailleurs, et je traitai moi-même homœopathiquement le reste du troupeau, composé de quarante têtes de bétail. Le vétérinaire débuta par faire des sétons aux pauvres bêtes, et par leur injecter dans la bouche un mélange de miel et de vinaigre. En définitive une vache resta paralysée, et les quatre autres bêtes souffrirent beaucoup, et ne se guérirent qu'imparfaitement. Je fus plus heureux dans mon essai : j'administrai *Arsenicum* comme préservatif, et *Bustomacacin* intérieurement et extérieurement comme curatif. Un seul bœuf fut sérieusement malade ; le reste du troupeau se rétablit en peu de jours.

Les chevaux attaqués de la stomacace bavent fortement, perdent l'appétit, et sont tourmentés d'une soif ardente. La peau de la langue, du palais et des gencives est d'un rouge vif, enflammée et brûlante. Au bout de deux jours il se forme sur la langue des vésicules qui crèvent: alors l'épiderme se détache; la bouche entière s'excorie; l'animal cesse tout-à-fait de manger, et finit par mourir de faim.

Dulcamara.— Apparence d'affections aux glandes; l'animal est triste, a l'air de dormir, mange peu et lentement; sa langue semble paralysée. — On applique aussi ce médicament au cas où la stomacace provient d'un refroidissement.

China. — L'animal reste constamment couché, sue de temps en temps, ne mange presque rien, et garde son fourrage dans sa bouche sans le mâcher.

Mercurius vivus.—Salive abondante et aqueuse. Ulcères.

Mercurius solubilis et *Mercurius sublimatus.* — Petits ulcères dans la bouche et sur la langue, avec salivation fétide.

Arsenicum. — Ulcères douloureux, surtout lorsqu'ils ont les bords renversés. — Flatuosités fétides.

Silicea, lorsque les ulcères prennent de l'accroissement, ou ne veulent pas jeter, comme il arrive souvent.

Asa. — Pus jaune, très-aqueux.

Sulphur, spécifique lorsqu'il se forme des ulcères ou des croûtes aux lèvres.

Staphysagria, médicament principal, spéci-

fique lorsque les gencives ont une teinte blanchâtre, qu'il y ait ou non des ulcères.

Aurum, lorsque le nez présente des symptômes
inflammatoires.

Phosphori Acidum, lorsque les membranes
du nez sont rongées.

La stomacace prend toujours un caractère assez
bénin chez les bêtes à laine et à cornes; seulement
chez ces dernières le lait diminue, et devient
aqueux. Elle se guérit d'elle-même lorsque l'animal est soumis à un régime diététique convenable,
et surtout lorsqu'on lui donne du fourrage vert et
succulent. Elle envahit ordinairement des troupeaux entiers, et est souvent accompagnée de la
pourriture des pieds bénigne. La perte de l'appétit
et la tristesse sont les symptômes précurseurs de
cette affection; les dents de l'animal s'ébranlent,
il rend par la bouche des mucosités filandreuses,
et il se forme dans sa bouche des ulcères qui ne
tardent pas à suppurer. Chez quelques sujets la
langue se pèle.

Mercurius solubilis. Eggert a guéri par $\frac{1}{12}$
Mercurius solubilis, en trois doses, une stomacace
accompagnée de pourriture des pieds, chez une
bête à cornes.

Sulphuris Acidum, alterné avec *Mercurius solubilis*. Ces deux médicamens, administrés à raison d'une dose de chaque par jour, abrégent
notablement le cours de l'affection. Symptômes

principaux : salivation visqueuse et fétide, et grand nombre de petits ulcères dans l'intérieur de la bouche.

Melampodium, remède souverain, qu'il ne faut toutefois employer comme médicament principal que lorsque les gencives sont ramollies, et que l'animal est triste.

Staphysagria, médicament très-efficace lorsque les symptômes sont complexes.

On doit surtout l'administrer comme intermédiaire lorsque les gencives de l'animal paraissent sensibles et douloureuses au toucher.

SUEUR EXCESSIVE CHEZ LES CHEVAUX.

Hipposudorin, médicament isopathique.

SUEUR ROUGE.

Les porcs atteints de cette maladie ont la peau rouge, se frottent continuellement, maigrissent, et perdent leurs soies.

Dulcamara, $\frac{3}{1}$, une fois par jour, dans un morceau de pain.

SUPPURATION DES PLAIES.

Arnica, à l'intérieur et à l'extérieur.

Si la plaie a été négligée, et qu'il s'y développe une affection interne, on choisira parmi les médicamens indiqués au mot *Ulcère*.

T.

TABES DORSALIS.

Cette maladie de la moelle épinière n'attaque que les agneaux, et les jeunes béliers qui font souvent la monte ; elle est très-rare chez les sujets âgés de plus de deux ou trois ans. Ses progrès sont très-lents ; elle s'annonce trois mois d'avance par un tremblement d'oreilles particulier dont l'agneau est saisi aussitôt que le soleil le frappe. Ce symptôme, joint à une grande timidité, et à ce que l'animal tremble de tout son corps lorsqu'on le fait retomber sur ses quatre pieds après l'avoir enlevé de terre, est le précurseur infaillible de la maladie qui se déclare par la flaccidité des oreilles, l'abattement et la tension des muscles, surtout de ceux des jambes de derrière. Peu à peu la raideur gagne les extrémités antérieures, et force l'animal à marcher d'une manière particulière qui indique qu'il n'est pas maître de ses mouvemens. Lorsque le mal a atteint sa dernière période, l'animal maigrit excessivement, tout en continuant de manger avec appétit ; il s'affaiblit de plus en plus, et finit par succomber dans un état d'épuisement complet.

Napellus, Belladona, Cocculus, Toxicodendron, Zincum.

TAIE.

Voyez Albugo.

TAUPE, MAL DE TAUPE.

Le mal de taupe n'attaque que les chevaux. C'est une tumeur assez volumineuse qui se forme à la partie supérieure du cou, immédiatement derrière les oreilles; elle occasione de la douleur, entre facilement en suppuration, et forme ordinairement un ulcère malin. Elle est presque toujours occasionée par un vice intérieur.

Napellus, lorsqu'il n'y a encore que de l'inflammation.

Sulphur, Mercurius vivus, Arnica.

TENDON DES JAMBES ANTÉRIEURES
(Gonflement du gros).

Toxicodendron intérieurement et *Arnica* extérieurement, dissipent ce gonflement, qui gêne la marche de l'animal, et le fait boiter.

Silicea, Sepia et *Sulphur,* lorsqu'on s'aperçoit, au bout de quelques jours, que les médicamens qui précèdent n'ont produit aucun effet.

Phosphorus.—Eggert a guéri cette affection avec deux doses $\frac{1}{30}$ *Phosphorus.*

Si le gonflement des tendons est invétéré, employez :

Conium, lorsque le tendon gonflé est dur au toucher;

Mercurius solubilis, si la peau a l'air d'être cuite;

Lycopodium, si le gonflement est rebelle et opiniâtre;

Belladona et *China*, s'il se forme de petits boutons sur la tumeur, et qu'on y remarque de l'induration.

Thuja est un remède souverain contre le gonflement, assez rare d'ailleurs, du tendon des jambes de derrière.

TÈTÉ.

(INCOMMODITÉS DES JEUNES ANIMAUX QUI ONT TROP).

On prétend que le premier lait des mères a une qualité pernicieuse; mais c'est une erreur grave : le premier lait des femelles de tous les animaux a toujours une qualité proportionnée à la faiblesse de leurs petits, et il est destiné par la nature à favoriser l'évacuation des matières muqueuses contenues dans l'estomac et les intestins des animaux qui viennent de naître.

Lorsque les poulains, les agneaux et les veaux ont trop tèté, il se manifeste différens symptômes qui, suivant leur diversité, demandent l'administration d'un ou de plusieurs des remèdes suivans :

Vomica, $\frac{2}{8}$, lorsqu'il y a constipation.

Arsenicum, $\frac{2}{10}$, lorsqu'il y a diarrhée aqueuse et faiblesse.

Chamomilla, $\frac{2}{1}$, contre la diarrhée avec maux de ventre.

Pulsatilla, $\frac{2}{8}$, lorsque la diarrhée est accompagnée de froid par tout le corps, notamment aux oreilles et aux cornes.

Bryonia, $\frac{2}{4}$. — Gonflement des articulations et paralysie des membres, accompagnés soit de diarrhée, soit de constipation.

Les plus beaux poulains, et surtout les agneaux les mieux nourris, succombent souvent à cette maladie. *Bryonia* et $\frac{2}{8}$ *Vomica* guérissent la paralysie lorsqu'elle provient d'un refroidissement occasioné par la fraîcheur de l'air du matin; mais si la courbature prend un caractère grave, il faut administrer $\frac{3}{8}$ *Arsenicum.*

Kali sulphuratum, lorsqu'il y a diarrhée avec grand abattement.

China. — Diarrhée avec affaiblissement.

Argilla a autant d'efficacité contre la diarrhée que contre la constipation. Elle agit spécifiquement lorsque l'exonération est pénible.

TÊTE (Gonflement de la).

Angustura, spécifique contre les tumeurs tubéreuses, notamment contre le gonflement des os de la mâchoire inférieure.

Arnica s'emploie intérieurement et extérieurement contre le gonflement inflammatoire que la pression du joug occasionne quelquefois au front des bœufs de trait.

Arsenicum a guéri un cheval dont la tête était excessivement enflée, et les oreilles immobiles.

Aurum. Ce médicament réussit souvent à résoudre les tumeurs et le gonflement des os dans des circonstances où tous les d'autres moyens ont été employés sans succès.

Un veau était incommodé d'une tumeur très-douloureuse sur le nez. *Arnica* et d'autres médicamens avaient été administrés sans succès. *Aurum* dissipa l'enflure en vingt-quatre heures.

Baryta carbonica, lorsque la tumeur a la dureté de la pierre; on l'emploie aussi contre les tumeurs lardacées de la tête et de la gorge.

Belladona a fait disparaître une tumeur froide et gloussante, placée derrière l'oreille gauche, chez une bête à cornes.

Cette espèce de tumeur prit, il y a quelques années, un caractère épizootique dans le pays de Magdebourg.

Elle n'attaqua guère que les chevaux. Les symptômes accessoires étaient la fixité du regard, l'obscurcissement de la vue et la perte de l'appétit.

Bryonia, si le gonflement est brûlant et tendu.

Ledum, toutes les fois que les tumeurs sont petites et nombreuses.

Voyez les mots Exostose et Carie.

TIC.

Vomica, parce que cette espèce de maladie provient ordinairement d'une mauvaise digestion.

China, *Pulsatilla*, *Kali hydriodicum*, *Tabacum*, *Opium*, *Manganum*, *Belladona*, *Mercurius solubilis*, *Natrum muriaticum*, *Cantharides*, *Laurocerasus*, *Spigelia*.

Le tic du cheval est une incommodité ou une habitude qu'il a contractée de roter lorsqu'il mange, en appuyant les dents supérieures sur la mangeoire, le râtelier ou tout autre objet à sa portée, et même en happant l'air, ce qu'il fait en ouvrant la bouche, en portant la tête en avant, et la ramenant sans cesse.

Dans l'un et l'autre cas il arrive très-souvent que l'animal, après avoir beaucoup tiqué, est dans le même état que s'il était météorisé; son enflure est aussi considérable, et les résultats presque aussi désastreux. Il faut alors appliquer un des médicamens indiqués au mot TYMPANITE.

TÆNIA.

Tænin canum et *felum* est le remède isopathique du tænia des chats et des chiens.

Filix mas, chez les autres animaux.

TOURNIS, TOURNOIEMENT, LOURDERIE.

Le tournis, que l'on attribue à une hydatide *(cœnurus cerebralis)* placée dans le cerveau, peut naître chez les agneaux par le seul effet du développement du crâne, ou chez les animaux plus âgés, à la suite d'une inflammation occasionée par des causes extérieures. Ces causes sont l'action prolongée ou subite des rayons du soleil et de la chaleur des étables où règnent en même temps des courans d'air froid; la brutalité avec laquelle les bergers traitent les agneaux dès leur naissance; l'habitude de ces derniers de se choquer la tête soit entr'eux, soit contre les murailles; les attaques tu taon nasal, et de l'œstre des moutons; enfin le passage subit d'une nourriture chétive à un régime de vie trop substantiel.

Les bergers expérimentés et attentifs savent reconnaître les premiers symptômes de la maladie, qui consistent surtout dans la lassitude, l'indolence de la marche, l'inappétence, une rougeur plus prononcée sur le flanc et le pourtour de l'œil, une dilatation de la pupille, enfin un pouls plein et dur pendant l'accès. Dans la seconde période de la maladie, des accidens de vertige se manifestent par une marche mal assurée, et par un penchant qu'a l'animal de dévier de son droit chemin. Plus tard ces accidens deviennent plus marqués; l'animal tombe et se relève à chaque instant, puis se précipite contre les obstacles qu'il rencontre, jusqu'à ce que l'épuisement de ses forces le fasse rester gisant et sans connaissance sur la terre. Dans la troisième période l'animal est maigri et faible; mais il recommence à manger régulièrement, et reprend de la vigueur. Cette amélioration trompeuse dure jusqu'à ce que l'hydatide ait acquis assez de volume pour comprimer le cerveau et en gêner les fonctions. Enfin la dernière période est celle où l'animal tourne sur lui-même, ne voit plus clair, et finit par tomber.

Cœnurin (cœnurus cerebralis préparé homœopathiquement) est le remède isopathique du tournis.

Belladona, $\frac{1}{30}$, administrée dans la première période de la maladie, produit de bons effets.

Ledum, Pulsatilla et *Stramonium* s'emploient aussi avec succès.

Une bête à laine était atteinte du tournis. Je lui administrai, dit Kozischek, X *Belladona;* il en résulta une aggravation qui dura deux jours, après quoi les symptômes disparurent. Au bout de quelques semaines je remarquai que l'animal se tenait à l'écart, ce qui indiquait le retour de la maladie; je lui administrai une seconde dose *Belladona;* la maladie prit alors un caractère plus sérieux que la première fois, et dura plusieurs semaines; 12 *Hyosciamus niger* ne firent que l'aggraver. Enfin les symptômes ne disparurent que lorsque j'eus administré 9 *Stramonium*, qui déterminèrent une évacuation abondante de mucosités nasales.

TOUX.

Ammonium muriaticum, lorsque la toux est invétérée, profonde et pénible. Un globule chaque jour dans un morceau de pain.

Belladona. « J'ai souvent éprouvé, dit Hotter, la vertu de *Belladona* contre la toux chronique des chevaux et des bêtes à cornes, dans des circonstances où toutes les ressources de l'allopathie n'avaient amené aucun résultat. Je donne ordinairement $\frac{10}{15}$ *Belladona* en deux doses à trois jours d'intervalle. »

Carbo vegetabilis, lorsque la toux occasione une commotion dans le ventre de l'animal.

Chamomilla, dans les cas de toux sèche avec diarrhée. Un chien, qui était incommodé depuis long-temps de cette double affection, a été guéri par $\frac{3}{IV}$ *Chamomilla*, en douze heures, sans régime particulier.

Conium.—Une vache de six ans était attaquée d'une toux dont elle avait déjà été incommodée l'été précédent; du reste elle mangeait bien, donnait assez de lait, et n'avait rien perdu de son embonpoint. $\frac{15}{0}$ *Conium* la rétablirent entièrement.

Cuprum, contre la toux invétérée des chevaux et des chiens, qui est ordinairement sèche, rauque, saccadée, et quelquefois si violente, que l'animal en maigrit, et perd sa force et sa gaieté.

J'ai remarqué, dit Schmager, qu'une dose *Cu-*

prum déterminait presque toujours une amélioration au bout de deux ou trois jours, et que, répétée le matin à jeun, elle amenait presque toujours une guérison radicale.

Drosera, contre la toux chronique.

Dulcamara, lorsque la toux provient d'un refroidissement.

Un cheval que l'on regardait comme asthmatique, qui toussait lorsqu'il était employé à un travail pénible, et battait des flancs pendant le repos, a été guéri par $\frac{5}{0}$ *Dulcamara*.

Un autre cheval qui avait fait une longue course sans être couvert, mangeait lentement, baissait la tête, toussait, et restait presque continuellement couché. Lux lui administra $\frac{3}{15}$ *Vomica*. Le sixième jour ces symptômes avaient disparu, à l'exception de la toux, que firent cesser $\frac{10}{v}$ *Dulcamara*.

Une vache qui toussait à la suite d'un refroidissement, fut également guérie en très-peu de temps par $\frac{4}{0}$ *Dulcamara*.

Hyosciamus, $\frac{3}{6}$, lorsque la toux se succède rapidement pendant le repos comme pendant le mouvement.

Lycopodium, lorsque l'animal bâille avant ou après la quinte de toux, ce qui dénote un sentiment de faiblesse.

Pulsatilla, remède souverain contre la plupart des espèces de toux, principalement lorsque les évacuations sont molles, que l'animal a perdu l'appétit, et qu'il est incommodé d'une toux sèche et rauque, surtout quand il se lève. Ces symptômes se rencontrent fréquemment chez les cochons. Alors ces animaux mangent peu, et leur fiente est molle et liquide. $\frac{3}{8}$ à $\frac{3}{6}$ *Pulsatilla* par jour.

Squilla. — Toux à la suite d'une course ou d'un travail pénible, avec gêne de la respiration. Il faut quelquefois alterner avec *Bryonia*.

Sulphur, et surtout *Sulphuris Spiritus*, lorsque la toux prend un caractère opiniâtre. On doit couvrir l'animal pour favoriser la transpiration. Une seule dose est presque toujours suffisante.

Toxicodendron. — Deux agneaux d'un an avaient perdu l'appétit, étaient tristes, toussaient et pleuraient. Kozischek leur donna à chacun, le 29 octobre 1835, $\frac{9}{x}$ *Toxicodendron*. Le 1.er novembre le larmoiement avait cessé; ils mangeaient davantage, toussaient moins, et avaient repris leur gaieté. $\frac{5}{x}$ *Toxicodendron* firent entièrement cesser la toux.

Vomica, lorsque la toux est accompagnée de constipation et de rétraction du ventre, et que les excrémens sont durs, noirâtres, ou enduits de mucosités.

$\frac{1}{15}$ *Vomica* fit entièrement cesser la toux d'un cheval qui entrait dans une grande agitation et se couvrait de sueur lorsque l'accès le prenait.

$\frac{2}{12}$ *Vomica* guérirent également un porc qui avait perdu l'appétit, toussait et haletait lorsqu'il était debout.

$\frac{8}{6}$ *Vomica* par jour, dans un morceau de pain, guérissent les porcs qui toussent à la suite d'un refroidissement.

Lorsque la toux n'est qu'un symptôme accessoire, elle cesse par l'effet des médicamens appliqués à l'affection principale.

TRANCHÉES.

Voyez COLIQUES.

TRESSAILLEMENT DES MEMBRES.

Cuprum, chez les chiens qui sont sujets au tressaillement à la suite de la maladie.

TUBÉROSITÉS.

Calcarea carbonica, Causticum, China, Kali carbonicum, Lycopodium, Manganum, Magnesia, Mercurius, Magnesia muriatica, Muriaticum Acidum, Natrum muriaticum, Nitri Acidum, Phosphori Acidum, Petroleum, Sepia, Stannum, Strontiana, Zincum.

Napellus, suivi de quelques doses de *Sulphur*, contre les boutons de chaleur.

Apisin et *Crabrin*, contre les piqûres des abeilles et des guêpes.

Arnica et *Belladona*, contre les boutons occasionés par les piqûres d'insectes en général.

Belladona a beaucoup d'efficacité contre les pe-

-tites nodosités sous-cutanées qui se forment dans quelques parties du corps, et surtout au cou des chevaux de belle race. Ces nodosités se dissipent souvent d'elles-mêmes ; néanmoins il ne faut jamais négliger de les traiter par *Belladona :* car si on les abandonne à la nature, elles prennent quelquefois le volume d'un œuf de pigeon, s'ouvrent, suppurent pendant long-temps, se recouvrent de croûtes, et laissent après elles de larges places dépilées. Il faut reconnaître dans cette éruption le développement d'un vice morbide intérieur. *Belladona* suffit presque toujours pour la faire disparaître ; mais il est bon, dans tous les cas, de la faire suivre, au bout de trois jours, de quelques doses de *Sulphur.*

Les insectes déposent toujours dans le corps de l'animal qu'ils piquent, une espèce de virus qui ne se développe, il est vrai, qu'à la longue. Les animaux que l'on traite avec le soufre sont moins sujets que les autres aux piqûres des insectes.

Agaricus. — Petites nodosités au cou, surtout chez les chevaux, avec toux, et trouble de la vue.

Arsenicum. — Petits boutons sur différentes parties du corps. Mauvaise digestion.

Angustura. — Nodosités dures, surtout à la mâchoire inférieure.

Bryonia, Dulcamara. — Petites ampoules à la suite d'un refroidissement.

Baryta carbonica. — Nodosités lardacées.

Chamomilla et *Bryonia.* — Nodosités au pis.

Carbo vegetabilis, Carbo animalis, Baryta carbonica.—Nodosités de diverses sortes, avec toux.

Silicea, lorsque les nodosités sont opiniâtres. Ce médicament demande à être répété.

Mezereum.—Boutons comme des croûtes, qui se forment sur tout le corps chez les chevaux et les vaches, surtout lorsque la peau est rouge, et que l'animal se frotte. On emploie aussi dans ce cas *Toxicodendron.*

TUMEUR, GONFLEMENT EN GÉNÉRAL.

Arnica intérieurement et extérieurement, suivie de $\frac{1}{10}$ *Arsenicum.*

Conium, Symphytum, lorsque la tumeur est récente, et qu'elle provient d'une cause extérieure, par exemple, d'un coup ou d'une contusion. Cette sorte de tumeur est ordinairement chaude, du moins dans le principe.

Antrakin, Mercurius vivus, Toxicodendron, Bryonia, China, Melampodium et *Arsenicum,* lorsque la tumeur a pour cause un vice interne.

Une cavité y reste empreinte lorsqu'on y enfonce le doigt; elle est presque toujours froide, mais quelquefois brûlante.

TYMPANITE.

Voyez MÉTÉORISATION.

U.

ULCÈRES. (Suppuration des).

Arsenicum, lorsque l'ulcère présente les caractères suivans : bords élevés, durs et renversés. — Hémorrhagie. — Sphacèle. — Pus peu abondant et fétide. — Inflammation continue. — Douleur. — Chairs luxuriantes.

Asa, plusieurs doses, lorsque le pus est liquide et fétide.

Aurum, contre les ulcères de la tête.

Baryta carbonica, lorsqu'un ulcère chronique a remplacé une ampoule très-dure.

Calcarea, lorsque l'ulcère est opiniâtre.

Chamomilla, lorsqu'il se développe des chairs luxuriantes.

Lachesis, contre les ulcères malins aux jambes.

Sepia, Silicea, Calcarea carbonica, Carbo vegetabilis, Ammonium, Arsenicum, Lycopodium, Conium, lorsque le pus exhale une odeur fétide.

Silicea, lorsque le pus est épais.

Les ulcères, en se guérissant, laissent souvent des traces; quelquefois même l'endroit en reste paralysé, surtout dans les parties voisines des articulations. Il faut alors employer les remèdes suivans :

Acidum sulphuricum, lorsqu'une partie de la peau semble adhérente à l'os. La durée d'action est alors de seize semaines.

Colocynthis, lorsqu'à un ulcère au pied antérieur droit a succédé une paralysie douloureuse.

Conium, alterné avec *Mercurius solubilis*, lorsque la peau a l'air d'être cuite.

Conium, suivi de *Toxicodendron* et de *Petroleum*, lorsque la peau est paralysée.

URINE, INCONTINENCE D'URINE OU DIABETES.

Carbo vegetabilis, *Lycopodium*, *Mezereum*, *Phosphori Acidum*, *Squilla* et *Argentum*.

Emission d'urine goutte par goutte.— *Belladona*, *Ferrum metallicum*, *Pulsatilla*.

Une jument qui avait mis bas depuis peu de temps, était incommodée d'une incontinence d'urine ; elle la laissait échapper tantôt goutte par goute, tantôt par jets assez volumineux.

Un traitement homœopathique continué pendant dix-huit semaines n'avait amené aucun résultat ; le pis était excessivement gonflé, et l'organe de la génération enflammé et excorié.

Le moindre mouvement de l'animal déterminait une émission involontaire. *Belladona* amena une amélioration notable, et *Ferrum metallicum* une guérison complète.

Difficulté d'uriner. Voyez Dysurie.

V.

VARIOLE.

– Médicamens isopathiques : *Variolin vaccarum, ovium* et *columbarum*.

Arsenicum fait cesser en peu de temps cette éruption fiévreuse lorsqu'elle est simple.

Thuja, quand elle est compliquée d'eaux aux jambes. Dans ce cas il faut quelquefois alterner *Thuja* avec *Arsenicum*.

Melampodium, s'il survient quelque symptôme de stomacace.

Sulphur, après la guérison.

Dulcamara et *Arsenicum* ont beaucoup d'efficacité contre la variole des porcs.

Les jeunes cochons qui viennent d'être sevrés sont assez souvent atteints de la variole. Ils ont la diarrhée; leur corps se couvre de croûtes teigneuses; ils sont incommodés d'une sueur continuelle, et finissent par crever, ou restent faibles long-temps. Quelques gouttes $\frac{2}{10}$ *Arsenicum* suffisent ordinairement pour faire disparaître tous les symptômes. Si la peau ne se nettoie pas entièrement, il faut administrer quelque gouttes $\frac{3}{6}$ *Dulcamara*.

Les jeunes pigeons sont aussi sujets à la variole, surtout dans les pays chauds. On les guérit en ajoutant une à deux gouttes *Variolin columbarum* à l'eau qui leur sert de boisson.

La variole chez les bêtes à laine prend le nom de CLAVEAU.

Voyez cet article.

VENTS.

Voyez COLIQUE.

VER SOLITAIRE.

Voyez TÆNIA.

VERRUES.

Dulcamara, Thuja, Sepia et *Sulphur* sont les médicamens les plus efficaces contre cette espèce d'excroissances charnues qui ont pour cause un accident extérieur ou un vice interne. Elles sont tantôt sèches et dures, tantôt molles, suppurantes et douloureuses.

Dulcamara est spécifique contre les verrues de la première espèce qui se forment sur différentes parties du corps, notamment au ventre chez les bêtes à cornes. Les plus volumineuses se détachent, après une seule prise, au bout de cinq à sept jours; un mois suffit pour que les parties où elles étaient placées se recouvrent de poils.

La seconde espèce de verrues ne résiste pas à *Thuja*. Schmager a guéri très-promptement trois cas de fics avec *Thuja* employé intérieurement et extérieurement.

Thuja et *Sepia*, de chacun $\frac{1}{30}$, font tomber les verrues qui se forment au pis de vaches. Kleemann a guéri avec $\frac{1}{30}$ *Thuja* plusieurs chevaux incommodés de dysurie avec sycosis et gonflement du fourreau.

Arsenicum, spécifique lorsqu'il se forme un cercle d'abcès autour des verrues, et que la peau se renverse.

Calcarea carbonica, lorsque les verrues sont petites et très-nombreuses, surtout aux lèvres. Elle a réussi dans un cas, assez rare d'ailleurs, où il s'était formé à la lèvre inférieure un grand nombre de petites verrues qui se touchaient, étaient superposées les unes sur les autres, et formaient une espèce de grappe.

Causticum, si les verrues saignent, suppurent, et occasionent de la douleur.

Dulcamara, lorsque les verrues sont grosses et lisses.

Phosphorus, contre une verrue rouge ardente au pis d'une jument de monte.

Silicea. — Verrue suppurante à la couronne.

Sepia, médicament principal contre ce genre d'affection.

Thuja. — Verrues volumineuses, rudes au toucher, humides et dégoûtantes.

Sulphur s'emploie avec succès contre plusieurs espèces de verrues.

Un cheval de quatre ans, dit Laie, était incommodé au poitrail, entre les jambes, d'une verrue qui, malgré l'administration des médicamens les mieux appropriés, n'avait pas tardé à acquérir le volume du poing. Cette verrue ressemblait à un morceau de chair crue; elle était couverte d'une croûte dégoutante, saignait et suppurait. L'auto-psorique, le pus de verrue, administré à plusieurs doses, n'eut d'autre effet que de faire cesser la sup-puration, et d'arrêter le développement de l'ex-croissance. Le traitement le mieux dirigé, continué pendant une année, n'avait produit aucun résultat; la peau dans laquelle la verrue avait son siége, était déprimée d'une hauteur de trois pouces. Comme ce cheval m'appartenait, j'essayai le soufre; je lui en donnai dix prises, une par jour; les symptômes de *Sulphur* se manifestèrent alors en foule; enfin après trois semaines la verrue disparut sans laisser de traces, et ne s'est jamais remontrée.

Bovista, Kali, Lycopodium, Natrum, Natrum muriaticum, Nitri Acidum, Petroleum, Sokko-therli, Lachesis et *Locusta.*

Laic recommande ces trois derniers médicamens aux expérimentateurs.

VERS.

Les signes qui dénotent la présence des vers in-testinaux sont la maigreur, le dessèchement de la peau, et son adhérence aux os; le poil est piqué; l'animal gratte le sol avec son pied; il a de fré-quentes coliques, et remue la queue d'une ma-nière inquiète; il conserve son appétit, et mange beaucoup, ce qui n'empêche pas le marasme de faire des progrès.

Cina est, avec les médicamens isopathiques, un remède souverain contre les vers intestinaux, dont la production, d'après les principes de l'homœopathie, dérive d'un vice morbide intérieur.

Une petite dose 0 *Seminum cinæ* fait périr les vers chez les chevaux.

Cina s'emploie aussi avec succès chez les bêtes à cornes, surtout lorsqu'il y a agitation; mais il faut en répéter la dose. La race bovine est surtout sujette au lombrics et aux ascarides.

Sulphur, administré à plusieurs reprises, pour compléter la cure.

Antimonium crudum, contre l'inappétence qui accompagne les maladies vermineuses chez les bêtes à cornes.

Graphites et *Lycopodium* contre la douve des bêtes à laine.

Dulcamara, contre les vers minces et alongés qui se forment dans les bronches de la trachée-artère chez les agneaux.

Voyez COLIQUE VERMINEUSE.

VERTIGO ou ÉTOURDISSEMENT DES PORCS.

Belladona, *Napellus*, *Hyosciamus* et *Stramonium* sont les médicamens qu'il faut administrer aux cochons atteints de cette maladie, qui se reconnaît aux symptômes suivans : l'animal tourne et chancelle, ordinairement du côté gauche, et en grognant. Quelquefois il s'accroupit et tressaille; il bave, fouille la terre, et se couche jusqu'à ce qu'il recommence à s'agiter de nouveau.

Deux cochons âgés de quatre mois frappaient la terre avec leur tête et leurs pieds, bavaient et chancelaient; ils avaient perdu l'appétit, et leur cou était gonflé. Le 7 août 1835 Lux leur administra à chacun $\frac{5}{1}$ *Belladona* dans de l'eau, en deux fois: Le 8, amélioration peu sensible; la déglutition était toujours interrompue. Le 9 et le 10 ils burent à deux reprises de l'eau légèrement mélangée de recoupes. Le 11 ils allaient mieux, et avalaient avec beaucoup moins de difficulté. Enfin le 17 ils furent parfaitement guéris.

Un cochon gras ne mangeait plus; il était inquiet, agité, et donnait de la tête contre les murs. $\frac{1}{15}$ *Napellus* le guérit entièrement.

Un jeune porc de six mois, à l'engrais, était atteint du vertigo; ses yeux étaient fixes et brillans; il ne cessait de courir jour et nuit, le long des murs, du côté droit; il avait perdu l'appétit, et ne reconnaissait plus la servante qui avait l'habitude de le soigner. Lux lui donna $\frac{1}{10}$ *Belladona* deux fois par jour. Au bout de trois jours il reprit son appétit, sa tranquillité, et devint très-gras.

Une truie qui allaitait, avait repoussé ses petits; elle se dressait toute droite, donnait de la tête contre les murs, et refusait toute nourriture. Deux doses $\frac{1}{10}$ *Belladona* lui furent administrées dans de l'eau. Le lendemain elle parut calme, et mangea bien; mais au bout de trois jours elle refusa de nouveau de manger; et quand on la laissa sortir de l'étable, elle se prit la tête entre les jambes, et tomba plusieurs fois. $\frac{2}{8}$ *Stramonium*, dans de l'eau, firent cesser tous ces symptômes.

VERTIGO FURIEUX.

Cette espèce de vertigo semble provenir des mêmes causes que le vertigo tranquille. On le reconnaît aux symptômes suivans : tristesse; perte de l'appétit; yeux étincelans et immobiles; sècheresse de la bouche. L'animal entre en fureur, brise son licou, frappe de la tête tout ce qui se trouve à sa portée, et s'abat souvent comme une masse, inondé de sueur. Quelquefois cet état cesse, mais il ne tarde pas à revenir. Si l'on n'y apporte un prompt remède, l'animal succombe au bout de 18 à 30 heures.

Helleborus albus, médicament principal.

Napellus et *Belladona*, alternés d'heure en heure jusqu'à ce que l'accès soit passé. Ces deux médicamens sont souvent suffisans.

Kleemann a guéri trois cas de vertigo furieux

avec $\frac{6}{1}$ *Belladona*, et $\frac{6}{1}$ *Helleborus albus*, alternés d'heure en heure.

On m'amena un matin, dit un homœopathe, un cheval de douze ans, maigre et de grande taille, atteint de vertigo furieux. Il était attaché à une longue corde, et tournait du côté gauche, la tête droite, et levant haut les jambes. Son maître me raconta que l'animal était déjà malade depuis quelques jours, qu'on l'avait déjà saigné deux fois, et qu'on lui avait administré du salpêtre, mais que ce traitement n'avait fait qu'aggraver le mal; que pendant la nuit il avait brisé son licou, s'était enfui dans les champs, où il s'était mis à courir en rond du côté gauche, et qu'on avait eu beaucoup de peine à le rattraper. Je fis lâcher l'animal dans une petite cour; il se mit à courir çà et là, les yeux fixes et hagards, et les pupilles très-dilatées. Il dressait la tête, et se heurtait contre les murs, comme s'il n'eût pas vu clair. Je lui fis administrer d'heure en heure un lavement composé de deux chopines d'eau tiède mélangée de $\frac{5}{0}$ *Belladona*. L'animal se calma dès le troisième clystère; il but, mangea du pain, et saisit quelques feuilles d'un prunier qui se trouvait là. Je remarquai que l'urine était plus fréquente, et qu'elle avait une teinte rougeâtre; j'administrai $\frac{3}{4}$ *Helleborus* dans du pain. Le lendemain je présentai du pain à l'animal, et il me suivit comme un chien jusqu'à l'écurie, où je lui fis donner de l'eau et du foin.

Le lendemain son propriétaire l'employa aux travaux accoutumés ; mais je n'en continuai pas moins pendant huit jours d'administrer 4/6 *Helleborus* dans du pain, de vingt-quatre heures en vingt-quatre heures.

Ipecacuanha est le médicament principal lorsque *Napellus* et *Belladona* n'ont point fait cesser l'accès en six heures. *Ipecacuanha* peut, en cas de nécessité, être répété au bout de deux heures à très-petite dose.

Mercurius solubilis, lorsque l'accès est précédé ou accompagné de sueur.

Vomica, lorsque les excrémens sont enduits de mucosités.

Opium, lorsqu'il survient un paroxysme de repos semblable à la mort. Spécifique lorsque la langue est noire, et notamment quand les excrémens sont noirs et par petits globules.

VERTIGO TRANQUILLE.

C'est une maladie nerveuse dont la nature intime n'est pas encore bien connue. Le cheval atteint de cette affection reste presque sans mouvement à la place où il se trouve. Quand on le fait marcher ou qu'on le monte, il baisse la tête sans que le cavalier puisse la lui faire tenir droite, et il lève les jambes plus haut qu'à l'ordinaire. Il prend du foin, et le garde long-temps dans sa bouche avant de le mâcher. Il a les yeux fixes, et souvent les oreilles immobiles. Le cheval atteint du vertigo tranquille recule avec beaucoup de difficulté, tourne la tête à droite et à gauche sans remuer le corps, et se met sur les jarrets en raidissant les membres de devant, sur lesquels il décrit des cercles en dehors au lieu de les porter en arrière par la flexion.

Helleborus albus, Stramonium. — Un cheval de poste était sujet à des accès de vertigo tranquille; il s'arrêtait tout-à-coup, tremblait, levait la tête, et entrait en sueur. Au bout de quelque temps il se remettait à marcher. *Helleborus albus,* ¼, une fois par jour, le guérirent en très-peu de temps. Les accès ne se sont plus renouvelés.

Une jument de six ans, robuste et bien nourrie, était tout-à-fait immobile; elle baissait la tête, ne mangeait que lorsqu'on déposait la nourriture à ses pieds, et paraissait insensible à toutes douleurs. On lui administra ¼ *Helleborus albus,* deux fois par jour, pendant une semaine. L'animal reprit de la vivacité, mais sans se rétablir entièrement. ⅜ *Stramonium,* deux fois par jour, pendant cinq jours, complétèrent la guérison.

Belladona, Hyosciamus, Vomica, Pulsatilla, Arnica, Sulphur.

M. Trautwetter de Grimma a guéri avec ⅜ *Belladona* plusieurs chevaux atteints de vertigo tranquille.

M. Ambronn a guéri homœopathiquement un

cheval immobile, qu'il avait auparavant traité sans succès d'après les principes de l'ancienne médecine vétérinaire. Il lui a administré, le 25 août 1835, $\frac{15}{x}$ *Belladona*; le 4 septembre, $\frac{4}{12}$ *Hyosciamus*; le 9, $\frac{4}{12}$ *Vomica*.

Ramin a employé avec succès *Pulsatilla* dans le traitement du vertigo tranquille. Il administre *Vomica* lorsque l'animal tourne à gauche, et *Arnica* lorsqu'il tourne à droite.

Arsenicum. — L'animal témoigne une soif ardente, sa digestion a été précédemment troublée, il a de l'agitation dans les jambes comme si ses fers le brûlaient.

Bryonia, lorsque le vertigo tranquille a pour cause un refroidissement, et lorsque les excrémens sont compactes.

Chamomilla, si le mal provient d'un refroidissement, et que les excrémens soient mous. Ce médicament est, en général, efficace contre le vertigo tranquille.

Opium, lorsque l'animal croise les jambes, et demeure immobile dans cette position.

Digitalis. — Schmager a trouvé que $\frac{5}{18}$ *Digitalis* et *Opium* ont une efficacité toute particulière contre les accès légers de vertigo tranquille.

Anacardium, Arnica. — L'animal semble endormi, et marche sans tourner. $\frac{8}{15}$ *Arnica* ont guéri un cas léger de vertigo tranquille.

Sulphur, pour compléter la cure.

VESSIGON.

Arnica, intérieurement et extérieurement, lorsque la tumeur provient d'une lésion extérieure, et qu'elle est encore récente.

Pulsatilla et *Conium* alternés.

Belladona et *Arnica,* surtout lorsqu'il y a claudication.

VOMISSEMENT.

Helleborus albus, Cuprum.

Lux a guéri avec ⅑ *Helleborus albus* un jeune porc qui vomissait et avait la diarrhée.

Schmager a également guéri, en très-peu de temps, un grand nombre de chiens et de cochons incommodés d'un vomissement chronique, en leur administrant *Helleborus albus.* Il a aussi employé *Cuprum* avec beaucoup de succès dans les cas opiniâtres.

Trois cochons, dit un homœopathe, étaient incommodés d'un vomissement violent. En examinant l'herbe qu'on leur avait distribuée, et dont ils avaient déjà mangé, je vis qu'elle était mêlée d'une grande quantité de *renoncule scélérate,* plante vénéneuse à fleurs jaunes, qui croit en abondance dans les pâturages humides. J'administrai immédiatement ½ *Veratrum album,* d'heure en heure, d'abord dans de l'eau, ensuite dans du pain; les trois cochons furent guéris en six heures.

VOMISSEMENT DE SANG.

Arnica.

Un de mes chiens, âgé de six mois, dit Genzke, avait été écrasé sous les roues d'une voiture, et ramené chez moi dans un état pitoyable. Il ne pouvait plus se tenir sur ses jambes, et ne cessait de hurler. Lorsqu'il fut couché sur le flanc, sa respiration s'embarrassa, et il rendit par la bouche une assez grande quantité de salive sanguinolente. Je lui donnai $\frac{1}{1}$ *Arnica*. Au bout d'une demi-heure il vomit ses alimens, mélangés de sang liquide et de caillots. N'espérant pas le conserver, à raison des lésions intérieures qu'il avait éprouvées, je lui donnai le même jour une seconde dose d'*Arnica*, et je l'abandonnai dans un coin. Le lendemain je le vis, à mon grand étonnement, s'avancer vers moi en se traînant; il avait une fièvre violente, et cria lorsque je le saisis par les flancs. Deux doses d'*Arsenicum* que je lui donnai le même jour, à quelques heures d'intervalle, produisirent un effet si salutaire et si prompt, que je pus le mener promener le surlendemain, et personne, en le voyant, n'aurait pu se douter de l'accident qui lui était arrivé si peu de jours auparavant. J'avoue que je fus moi-même étonné d'une guérison aussi rapide et aussi parfaite.

Y.

YEUX (Lésions aux).

L'*Arnica*, employée intérieurement et extérieurement, est un remède souverain contre les lésions des parties environnantes de l'œil et des paupières.

Conium rétablit les lésions du globe même de l'œil. Une seule dose est presque toujours suffisante.

Un poulain s'était enfoncé un clou dans l'œil; le globe entier etait blanc, et la cécité complète. Arnica n'ayant produit aucun effet, on administra *Conium*, et l'œil se rétablit en peu de jours.

Un autre poulain avait perdu un œil par suite d'un accident du même genre. Un traitement inhabile continué pendant quatorze jours, loin de diminuer le mal, l'avait aggravé; l'œil était recouvert d'une peau, et pleurait continuellement. Une seule dose *Conium* amena en quelques jours une guérison complète. Quelque temps après on administra au poulain une dose de *Sulphur,* par précaution, pour prévenir le développement de toute affection psorique. Depuis ce temps l'animal ne s'est jamais ressenti de son accident.

Conium contribue aussi à l'expulsion des corps étrangers qui occasionent la blessure en s'introduisant dans l'œil.

Lorsque les lésions de l'œil dégénèrent en ulcères, appliquez les médicamens indiqués au mot ULCÈRE. Voyez aussi l'article OPHTHALMIE.

YEUX (ULCÉRATION DES).

Mercurius-vivus, et lorsqu'il ne suffit pas, *Staphysagria*.

Euphrasia, lorsque l'inflammation prédomine ; spécifique s'il y a écoulement d'humeur aqueuse par le nez.

Sulphuris Hepar, *Causticum*, *Lycopodium*, lorsque l'affection prend un caractère chronique.

Conium, si l'œil semble recouvert d'une peau blanche et transparente. Agglutination des paupières.

Sepia, si l'affection est épizootique.

Agaricus, principalement lorsqu'il y a larmoiement. Agglutination des paupières.

Ledum et *Aurum*, médicamens très - actifs contre la suppuration violente des yeux.

FIN.

TABLE ALPHABÉTIQUE
DES 285 MALADIES

DONT LE TRAITEMENT EST INDIQUÉ DANS CET OUVRAGE.

FIN DE LA TABLE.

9 782012 748453